PERTO DAS TREVAS

Blucher

PERTO DAS TREVAS

A depressão em seis perspectivas psicanalíticas

Organizadores

Alexandre Patricio de Almeida

Alfredo Naffah Neto

Perto das trevas: a depressão em seis perspectivas psicanalíticas

Editora Edgard Blücher Ltda.

Publisher Edgard Blücher
Editor Eduardo Blücher
Coordenação editorial Jonatas Eliakim
Produção editorial Luana Negraes
Preparação de texto Karen Daikuzono
Diagramação Guilherme Henrique
Revisão de texto Maurício Katayama
Capa Leandro Cunha
Imagem da capa Rapsody in Blue (2013), Claudio Castelo Filho

Blucher

Rua Pedroso Alvarenga, 1245, 4° andar
04531-934 – São Paulo – SP – Brasil
Tel.: 55 11 3078-5366
contato@blucher.com.br
www.blucher.com.br

Segundo o Novo Acordo Ortográfico, conforme 5. ed. do *Vocabulário Ortográfico da Língua Portuguesa*, Academia Brasileira de Letras, março de 2009.

Dados Internacionais de Catalogação
na Publicação (CIP)
Angélica Ilacqua CRB-8/7057

Perto das trevas : a depressão em seis perspectivas psicanalíticas / organizado por Alexandre Patricio de Almeida, Alfredo Naffah Neto. – São Paulo : Blucher, 2022.

288 p.

Bibliografia
ISBN 978-65-5506-130-7 (impresso)
ISBN 978-65-5506-126-0 (eletrônico)

1. Depressão mental – Ensaios 2. Psicanálise I. Almeida, Alexandre Patricio de. II. Naffah Neto, Alfredo.

22-1155 CDD 616.8527

Índice para catálogo sistemático:
1. Depressão mental – Ensaios

Agradecimentos

Alexandre Patricio de Almeida

É no mínimo curioso que, durante a escrita de um livro que explora, especificamente, o tema da depressão, eu tenha atravessado um dos momentos mais dolorosos da minha vida: a perda da minha avó paterna, Elizabeth, exatamente na data do meu aniversário. Nos seus últimos dias de internação hospitalar, tive a oportunidade de estar deitado ao lado dela – como sempre fazíamos quando eu era criança. Enquanto compartilhávamos a imensidão do amor que tomava conta daquela cena, ela me pediu para que eu a pusesse sentada. Então, como um bebê frágil, peguei minha avó no colo e a acomodei na cadeira do quarto. Chorei. Na verdade, me desfiz em lágrimas. Ela ficou tensa, mas se manteve firme, com o olhar fixado no horizonte das vidraças, evitando chorar. Perguntei-lhe, então: "Vó, a senhora está com medo?". "Medo?", indagou-me. "Não, meu filho. Não tenho medo. O que tiver que ser, será. Eu só não quero que você sofra. Esse é o meu maior receio." Este livro significa, portanto, um ato de resistência, pois, ao escrever sobre a depressão, pude cotejar o meu próprio sofrimento, reeditando as dores provocadas pelo vazio inominável dessa ausência.

A você, minha avó (*in memoriam*).

A meus pais, por cuidarem de mim e estarem ao meu lado preenchendo os buracos que a dor desse luto me deixou. Obrigado por me mostrarem a delicadeza da vida, por meio dos mais singelos atos de amor. Vocês me guiam quando eu me perco. Vocês me inspiram quando estão ao meu lado, até porque nada é mais lindo do que a capacidade de estar só na presença de alguém – e vocês me ensinaram isso brilhantemente.

Ao meu parceiro, Filipe, por ser o homem mais digno, paciente, verdadeiro e compreensivo que eu poderia ter tido a sorte de conhecer. O primeiro leitor legítimo deste trabalho, que riu e se emocionou comigo ao percorrer cada parágrafo. Obrigado pelas sugestões valiosas e por não me deixar cair nas teias da paralisação melancólica.

A Kátia, companheira sempre fiel, agradeço por cuidar de mim e lembrar que a existência é feita de pequenos momentos, embora tão preciosos e passageiros.

Ao professor Alfredo Naffah Neto, por me acolher na pesquisa e na vida acadêmica, incentivando o meu desejo de escrita. Também pelos contornos e direcionamentos nos caminhos infinitos que atravessam a nossa jornada de investigação.

À professora Paula Regina Peron, que topou, desde o início, a empreitada deste trabalho, tecendo comentários preciosos a cada texto enviado às pressas para o seu e-mail, ao passo que fortalecia o corpo de nossas ideias, participando ativamente da construção desta obra.

Ao professor Claudio Castelo Filho, que, mesmo com tantos afazeres e responsabilidades, aceitou o convite para colaborar generosamente com a produção deste livro. Não tenho palavras para demonstrar o tamanho de minha gratidão.

A meus pacientes, que me ensinam tanto no desafio diário de encarar o desconhecido.

A meus alunos, que me mostram um mundo cheio de expectativas e saberes inéditos. Destaco, aqui, o nosso "grupo de supervisão das quartas à noite" – um espaço que oferece sentido ao meu ser e fazer psicanalítico.

Agradecimentos

Alfredo Naffah Neto

Aos meus pacientes, com quem partilho sofrimentos e angústias diariamente, e que muito me ensinam nessa impossível profissão de psicanalista.

Aos meus alunos e orientandos do Programa de Estudos Pós-Graduados em Psicologia Clínica da Pontifícia Universidade Católica de São Paulo (PUC-SP), em especial àqueles que participaram do seminário sobre o livro *Perto das trevas*, de William Styron, cujas contribuições ajudaram a dar corpo a este projeto. Minha gratidão especial a Alexandre Patricio de Almeida, aluno e orientando exemplar, pelo fôlego na produção deste livro. Foi o seu empenho que mobilizou todos nós, organizador e autores, na produção das tarefas que nos cabiam, bem como na escolha da editora e tudo o mais.

À minha esposa, Diana Mindlin, e ao meu filho, Henrique Mindlin Naffah, os dois maiores amores da minha vida.

A ampulheta do tempo
vazou do âmago de seus sofrimentos
areia sobre os passos,
gestos e sentimentos.

tudo se arrasta vagarosamente
o abrir de olhos não lhe desperta,
nem alimenta, apenas o consome...

...pensa que inerte à dor
como poderia ser homem?

enterrado na areia, seu coração
pesa menos que um grão.

sujeito de areia
sente ruir pouco a pouco
as paredes de si, construído castelo,
profundo desengano faz sombra às angústias impro-nunciadas.

acesa resta melancólica chama
balançando fraca pelo sopro dos ventos
vindos das varandas desejantes da alma...

valha a vida
deprime e pede novas paradas.

Bianca Martins de Paula,
poema produzido exclusivamente para este livro.

Para aqueles que viveram no bosque tenebroso da depressão, e conheceram sua agonia indescritível, a volta do abismo não é muito diferente da ascensão do poeta, subindo e subindo, deixando as profundezas negras do inferno para chegar ao que ele via como "o mundo cheio de luz". Aí, quem recuperou a saúde quase sempre recupera a capacidade para a serenidade e a alegria, e isso deve ser indenização suficiente por ter suportado o desespero além do desespero.

William Styron, *Perto das trevas*, 1991, p. 91.

Conteúdo

Prefácio

Perto das trevas (1991) foi escrito por William Styron, o consagrado escritor norte-americano e ganhador do Pulitzer Prize em 1968. No texto, ele nos diz de seu interesse pelas origens remotas da depressão, pelos anos iniciais da vida daquele que sofre desse padecimento e pelos eventos esquecidos ou enterrados que participaram da posterior aparição dessa forma intensa de tristeza e paralisia. O autor considera que devemos procurar as raízes da depressão para além das crises manifestas ou disparadores mais evidentes. A temática é extremamente relevante e atual, e ultrapassou o domínio das disciplinas de Saúde Mental, "despertando o interesse e, mesmo, a preocupação máxima de todos aqueles que se ocupam das instituições que sustentam nossa vida social".[1] Segundo a Organização Mundial da Saúde (OMS), mais de 264 milhões de pessoas sofrem de depressão.[2] Na América Latina, o Brasil figura como o país com maior prevalência

---

1 De Paula, K.; Kupermann & cols. (2020). *Atendimento psicanalítico da depressão.* São Paulo, Zagodoni.

2 Disponível em: https://www.who.int/news-room/fact-sheets/detail/depression

desse chamado transtorno mental.[3] Ainda segundo a OMS, em âmbito global, a depressão é a principal causa de incapacidade entre as doenças. Resumidamente, ocupa a posição de "atriz principal e diva preferencial das formas de sofrimento de nossa época".[4]

Para aceitar a proposta de Styron de investigar a depressão, podemos nos inspirar em Freud e suas análises de Leonardo Da Vinci e de Dostoiévski,[5] ou em Lacan e suas análises de Gide e Joyce[6] (para tomar alguns exemplos ilustres do nosso campo literário psicanalítico), em que são trabalhadas as obras e as vidas psíquicas dos escritores. Os autores e as autoras aqui reunidos resolveram aceitar tal proposta e, em suas investigações, privilegiaram a questão fundamental do *inconsciente* e sua atemporalidade, cenário que move a psicanálise.

A partir dos relatos do escritor Styron, outros autores foram chamados a comentar, convidados pelo prof. me. Alexandre Patricio de Almeida e pelo prof. dr. Alfredo Naffah Neto, ambos bastante familiarizados com meandros da psicanálise e envolvidos na pesquisa universitária – Alexandre, por sinal, está finalizando o seu Doutorado pelo Programa de Estudos Pós-graduados em Psicologia Clínica da Pontifícia Universidade Católica de São Paulo (PUC-SP), sob a orientação do prof. dr. Alfredo. A fim de cumprir tal empreitada, nossos autores enfrentaram uma cadeia complexa de dificuldades: a começar pelo fato de um autor que narra a si mesmo, e não de um paciente em contexto de análise. Aquele que narra a si mesmo apresenta as influências inconscientes e conscientes em seu relato e, certamente, além de não capturar totalmente a realidade – algo que

---

3 Disponível em: https://g1.globo.com/bemestar/noticia/depressao-cresce-no--mundo-segundo-oms-brasil-tem-maior-prevalencia-da-america-latina.ghtml

4 Dunker, C. (2021). *Uma biografia da depressão*. São Paulo: Planeta. p. 47.

5 "Leonardo da Vinci e uma lembrança da sua infância" (1910) e "Dostoiévski e o parricídio" (1928).

6 "A juventude de Gide ou a letra e o desejo" (1958) e "Seminário 23 – O sinthoma" (1975-1976).

nenhum relato faz –, fala para aquele a quem conta... ou seja, invade seu próprio relato de experiência com os efeitos do endereçamento de seu discurso, que não foi feito a um psicanalista, mas, sim, a um leitor (de qualquer área ou saber).

Os autores aqui reunidos, por outro lado, leram tais relatos produzidos por William e escreveram para nós, leitores e leitoras – mais ou menos conhecedores da psicanálise e da depressão. Apesar de todas essas torções no caminho, os comentários dão profundidade e complexidade ao denso enredo de *Perto das trevas*. Como resultado, temos aqui um precioso livro, que tenho a honra de prefaciar, para os que já estudam a depressão ou querem iniciar esse interminável percurso. Sendo um percurso psicanalítico, além de interminável, é impossível também, segundo já nos alertou Freud ao dizer que a psicanálise permanece como um ofício impossível, ao lado de educar e governar.[7]

Veremos que não é apenas no linguajar comum que melancolia, depressão, luto e tristeza são assemelhados, mas que no próprio campo psicanalítico há semelhanças entre as compreensões de tais quadros e há também profundas diferenças, o que depende da parte do campo psicanalítico que faz a leitura desses fenômenos. Em outras palavras, há depressões, assim como há *psicanálises*. Um mesmo quadro pode ser lido pelos lacanianos como uma neurose, por bionianos como uma psicose, dependendo do que se chama, nesse sentido, de psicose ou de neurose. A polifonia dos sujeitos e seus sintomas encontra então a polifonia das correntes psicanalíticas e das diversidades dos analistas que, ainda que trabalhem com um escopo semelhante de conceitos (inconsciente, por exemplo, e não subconsciente), apresentam diferenças conceituais importantíssimas a serem levantadas.

---

7 "Análise terminável e interminável" (1937).

Este livro, ao reunir ensaios de diferentes autores e autoras e diferentes escolas e tradições de pensamento, traz ao leitor a oportunidade de perceber e delimitar tais contrastes. Bem embasados, eles não denunciam pouca cientificidade em sua heterogeneidade, mas anunciam a grande densidade teórica de nosso campo, feito de diferentes matrizes clínicas, como bem colocou nosso colega Renato Mezan[8] em sua obra vencedora do prêmio Jabuti. Assim, cada leitor poderá reconhecer aqui uma parte de sua clínica, um caso em específico, ou algumas características que ajudam a pensar determinados sujeitos. A riqueza é imensa e, certamente, servirá de alimento teórico-clínico para nós que, diariamente, vemos a depressão comparecer nos divãs, poltronas e agora nas telas dos atendimentos *online*, e devemos pensá-la a partir da ética da psicanálise, ou seja, sem fórmulas ou direções já prontas e pré-formatadas.

No percurso dos ensaios aqui reunidos, vários psicanalistas de orientações e filiações diversas nos ensinam sobre Freud, Ferenczi, Klein, Bion, Winnicott e Lacan, em aspectos gerais e em pontos relativos às problematizações em torno do campo das depressões. Campo vasto e não consensual, como logo ficará claro ao nosso leitor ou leitora.

Fonteles e Faria Correia, no Capítulo 6, advertem-nos para uma especificidade da clínica psicanalítica – desenhada sempre caso a caso, na singularidade da dupla configurada pelo analista e analisante. Haveria em todos os textos que compõem este livro um caráter ficcional, já que não estão colocados sob a dinâmica da transferência que se estabelece nessa dupla. Tal advertência é necessária para entendermos o intuito das hipóteses apresentadas. No entanto, o material de Styron tem riqueza e peculiaridades próprias, o que faz com que nossas ficções aqui expostas tenham uma base de realidade – a

---

8 Mezan, R. (2019). *O Tronco e os ramos: estudos de história da psicanálise*. São Paulo: Blucher.

realidade do relato do autor, que tenta transmitir sua experiência por meio da escrita. Não se trata, portanto, de qualquer ficção, mas a ficção própria do modo como as nossas histórias pessoais só pode ser transmitida em forma de relatos endereçados aos outros. Não estamos ficcionalizando sobre um dos personagens de Styron, mas sobre aquilo que ele nos apresentou como a sua própria vida. Além disso, vários de nossos autores buscaram pistas ou confirmações de suas hipóteses em outras produções literárias de Styron e fontes biográficas que foram incluídas, de maneira precisa, na construção de cada capítulo elaborado.

Castelo Filho (Capítulo 4) nos brinda com muitas informações acerca da obra de Bion, em articulação com a depressão de Styron, mencionando suas características psicóticas pouco integradas. Ancorados em Lacan, Fonteles e Faria Correia (Capítulo 6) falam de um sujeito depressivo que abdica do desejo e do consequente combate fálico, pensando-o a partir de conflitos edípicos relativos à castração. Almeida, no texto embasado em Freud (Capítulo 1), retraça a história da melancolia e da depressão, e apresenta-nos articulações com as patologias narcísicas e com a pulsão de morte, entrelaçando conceitos essenciais do arcabouço freudiano. No Capítulo 3, a partir de Melanie Klein, Almeida nos fala de Melanie Klein, vida e obra, traçando linhas paralelas às vivências de Styron, suas dores e paralisações depressivas. Alfredo Naffah Neto (Capítulo 5) detalha os mecanismos envolvidos nos impulsos agressivos-destrutivos, suas fusões, repressões e inibições, sob a ótica winnicottiana. Almeida e eu apresentamos considerações ferenczianas (Capítulo 2) a respeito do estado de sofrimento psíquico de William, trabalhando com teses fundamentais desse importante teórico de Budapeste – que, por muitos anos, ficou esquecido das pesquisas psicanalíticas.

Vale lembrar que há muitos estudos brasileiros importantes sobre o tema da depressão e menciono, em especial, Maria Rita

Kehl e o seu precioso *O tempo e o cão: a atualidade das depressões*,[9] no qual ela lança hipóteses importantes sobre a depressão, além de relacioná-la ao conceito freudiano de melancolia e pensá-la no contexto de nossa época. Este estudo foi citado por nossos autores, demonstrando a forma típica da transmissão em psicanálise – hipóteses teórico-clínicas são formuladas a partir de um caso concreto e são apresentadas aos outros analistas, que pensarão a partir de seus problemas clínicos, fazendo tais hipóteses avançarem ou articulando novas hipóteses. O presente livro promove essa relevante cadeia de transmissão.

Muitos dos nossos autores também problematizam a relação psicanálise e psiquiatria, em especial no que tange ao uso das medicações antidepressivas. Até hoje, não "sabemos informar quantos gramas de serotonina ou dopamina estão faltando para que eu apresente uma sintomatologia depressiva",[10] embora estes marcadores biológicos sejam superestimados. O debate é extremamente importante e renova sua atualidade, dado que alcançamos níveis impressionantes de consumo dessas drogas lícitas,[11] ao mesmo tempo que crescem os diagnósticos de depressão, ambos potencializados pelos efeitos da pandemia de Covid-19 que atravessamos. Superamos o período em que os psicanalistas necessariamente recusavam as medicações psiquiátricas e, atualmente, a interdisciplinaridade está bastante disseminada, mas mantemos nossas posições críticas, o que parece bastante necessário dado o caráter abusivo com que tais medicações

---

9 Kehl, M. R. (2009). *O tempo e o cão: a atualidade das depressões*. São Paulo: Boitempo. Obra vencedora do prêmio Jabuti.

10 Dunker, C. (2021). *Uma biografia da depressão*. São Paulo: Planeta. p. 9.

11 "A venda de antidepressivos e estabilizantes de humor cresceu 14% de janeiro a julho deste ano, período que inclui a pandemia, segundo dados do CFF (Conselho Federal de Farmácia). O número de unidades vendidas saltou de 56,3 milhões de janeiro a julho de 2019 para 64,1 milhões nos 7 primeiros meses de 2020." Disponível em: https://www.poder360.com.br/coronavirus/venda-de-antidepressivos--cresce-14-durante-a-pandemia/. Acesso em: 28 abr. 2021.

são utilizadas, junto às promessas de felicidade, como o próprio Styron denuncia nas páginas de seu livro. Ele conta, também, dos longos anos em que fez uso de álcool como uma "musa inspiradora para a escrita", apontando para as relações entre a interrupção desse uso e a eclosão da pior crise depressiva de sua vida e, também, para as questões relativas à sublimação proporcionada pela arte.

O tema do racismo e seus reflexos na vida e na obra de Styron também não passou despercebido aos nossos autores, que desenharam hipóteses relativas à vida infantil de Styron e às consequências da relação com a trabalhadora negra de sua casa no Sul dos Estados Unidos, região tida como altamente racista. De lá vem a inspiração para a música "Strange fruit", de Billie Holiday, que fala da presença impactante e mortífera dessa questão para os que moravam nessa região, como atesta a própria obra de Styron, que traz tal temática de modo recorrente.

A análise do analista também aparece como temática em vários dos textos. Nossos autores parecem concordar com Sándor Ferenczi, que propôs, no escrito *A elasticidade da técnica psicanalítica* (1928), a segunda regra fundamental da psicanálise: a análise do analista (a primeira regra, proposta por Freud em seus escritos técnicos, é a associação livre). A clínica psicanalítica apresenta inúmeros desafios, de muitas ordens; e, certamente, atender pacientes deprimidos que muitas vezes apresentam tentativas de suicídio, comportamentos destrutivos e outras dificuldades que serão discutidas ao longo deste livro é tarefa que requer disponibilidade psíquica e intenso trabalho terapêutico. Assim, vale apostar na vitalidade e na força produtiva de nosso ofício, respaldados por nossas próprias análises e percursos de formação. Nos capítulos a seguir, veremos diferentes versões dessa aposta.

Boa leitura!

Paula Regina Peron

Introdução

Alexandre Patricio de Almeida
Alfredo Naffah Neto

Apesar das ruínas e da morte,
Onde sempre acabou cada ilusão,
A força dos meus sonhos é tão forte,
Que de tudo renasce a exaltação
E nunca as minhas mãos ficam vazias.
Andresen, 2018, p. 45.

> *Na depressão, essa fé no alívio da dor, na recuperação final, não existe. A dor é implacável e essa condição torna-se intolerável por sabermos de antemão que não vai aparecer nenhum remédio – no período de um dia, numa hora, num mês ou num minuto. Sabemos que qualquer pequeno alívio é temporário, que será seguido por mais dor. A desesperança, mais do que a dor, destrói a alma. (Styron, 1991, pp. 67-68)*

"Lembre-se da palavra do deprimido: repetitiva e monótona. Na impossibilidade de encadear, a frase se interrompe, esgota-se, para"

(Kristeva, 1989, p. 39). Essa tristeza inconsolável, em geral, camufla um verdadeiro desespero. No lugar onde faltam as palavras, transborda a angústia. O sujeito[1] depressivo é assolado por uma série de pensamentos paralisantes que causam ressonâncias em sua vida, incapacitando-o nos mais diversos âmbitos pessoais e profissionais. Além disso, a sua condição subjetiva segue na contramão da lógica capitalista neoliberal, em que governam as exigências de produtividade, sucesso e felicidade. A depressão é vista, muitas vezes, como um motivo de vergonha ou um simples produto da falta do que fazer; em extremos, chega a ser interpretada – especialmente pela população mais simples, menos escolarizada – como uma "frescura". Com o intuito de podermos desconstruir pensamentos simplificadores acerca de um estado de adoecimento tão grave e absurdamente crescente, precisamos, em primeiro lugar, compreender os modos de "funcionamento" psíquico do sujeito que se encontra nessa condição.

É importante, de início, frisar o modo como o depressivo se situa no tempo: trata-se de uma posição extremamente complexa e penosa; o passado se torna presente e as memórias de dias mais alegres recaem sobre ele, como estilhaços de vidro cortante, que dilaceram o seu existir. As obrigações, aos poucos, se acumulam e, na realidade, o peso desse acúmulo o consome. Soma-se a isso a intensidade sufocante do sentimento de culpa, encorpado pela sensação constante de fracasso. Livros que não se consegue ler, estudos não finalizados, afazeres domésticos que ficam dias esperando para serem concluídos, demandas profissionais que vão se acumulando – tudo isso é motivo para fazer o depressivo se sentir totalmente incapaz.

Aqueles dias de esplendor e glória simplesmente viram um tormento de uma realidade cada vez mais inalcançável. "Esbarro

---

1 Usamos a palavra sujeito, aqui, sem a conotação do termo e do significante psicanalítico atribuído por Lacan e autores lacanianos.

nos prazeres passados o tempo todo, e esses prazeres são para mim *muito mais difíceis de enfrentar do que as dores passadas*" – escreve Andrew Solomon (2014, p. 95, grifo nosso) no clássico *O demônio do meio-dia: uma anatomia da depressão*. Mas o que pesa tanto? Seriam as eventualidades do viver?

Enquanto isso, os pensamentos negativos se enraízam. Cuidar da saúde também não compensa, já que a morte é certa e, no fim, acabaremos todos iguais – enterrados, transformados em pó, *em nada*. Os diálogos com os pares *perdem a cor e o brilho*. O convívio pessoal simplesmente *desbota e desvanece*. "Não quero e não vou falar com ninguém porque, afinal, ninguém entende a profundidade da minha dor" – pensa o depressivo. "Fique bem, tudo vai passar" – costumam dizer os amigos esperançosos. O problema é que esse "passar" nunca chega. Enquanto se espera por esse momento, uma dor nos rasga as entranhas e promove uma hemorragia interna – metafórica, mas, paradoxalmente, real. Esse "sangue" se esvai numa força abissal e rompe de vez os diques de felicidade e alegria que ainda se mantinham penosamente erguidos, sobrevivendo a tantos tremores, aos abalos sísmicos que tal condição psíquica nos impõe.

Após esse desmoronamento que ocorre de dentro para fora e repercute externamente, o indivíduo depressivo, sem enxergar qualquer saída, prefere permanecer por longas e intermináveis horas no núcleo de seu quarto, com as janelas e as portas fechadas, trancado na imensidão infinita e gélida de suas próprias masmorras. *Terapia?* Nem pensar. *Vale a pena conversar com alguém?* É claro que não. "Os depressivos usam a expressão 'à beira do abismo' o tempo todo para definir a passagem da dor para a loucura. Essa descrição muito física frequentemente inclui cair 'no abismo' (Solomon, 2014, p. 27).

Por outro lado, é lamentável que toda essa turbulência de sentimentos que descrevemos, de maneira bastante resumida por sinal, possa ser enquadrada em um único diagnóstico de transtorno (*disorder*),[2] tomando como única referência os grandes manuais da psiquiatria. O que fazer, então, com tudo isso que atormenta e devasta a mente do sujeito depressivo? Conformar-se com a receita medicamentosa e o laudo diagnóstico? A medicação, a propósito, seria capaz de dar conta sozinha do desequilíbrio de serotonina? Esse desequilíbrio hormonal, aliás, poderia ser a única justificativa cabível para compreendermos os matizes da patologia[3] depressiva? Seria esse o nosso único destino? Virar um número ao passo que nos anulamos como sujeitos? Aqui, lembramos de uma citação de Sándor Ferenczi, escrita em seu célebre texto de 1909, "Introjeção e transferência":

> *A maioria dos psiquiatras atuais e numerosos cientistas de alta respeitabilidade, diga-se de passagem, ainda se obstinam em opor à psicanálise uma recusa radical, e em vez de seguirem o fio de Ariadne dos ensinamentos de Freud, perdem-se no dédalo da patologia e da terapia nervosas. Entretanto, quando se recusam a admitir o valor dessas teorias e, em especial, o mecanismo de transferência, colocam-se na impossibilidade de explicar seus próprios resultados obtidos pelos tratamentos não analíticos. (Ferenczi, 1909/2011, p. 102)*

2 É, no mínimo, curioso que em inglês a palavra transtorno receba a conotação de "desordem". Seria determinado modo de subjetivação uma desordem diante da ordem que se espera do indivíduo dentro dos moldes da sociedade neoliberal? Por exemplo, produção, sucesso, beleza, engajamento e, mais recentemente, *likes* e *views*? Vale a pena a reflexão nesse sentido.

3 A noção de patologia em psicanálise abarca a condição própria da nossa existência, ou seja, não há vida sem patologia, não há normalidade. Há, inclusive, autores que falam da *depressividade* (Fédida, 2003) como um estado necessário para o psiquismo. Winnicott (1963/2021), neste mesmo sentido, falará de depressão saudável e depressão patológica.

Estávamos em 1909 e, já naquela época, a ciência médica demonstrava certa resistência diante das teses freudianas. Por que a ideia de inconsciente e subjetividade ainda incomoda tanto? Certamente, a depressão é uma palavra pequena demais para dar conta de tantas formas e cores. Ela pode, por exemplo, permanecer silenciosa e ficar à espreita de uma ocasião oportuna para dar as suas caras ou, em outro extremo, pode ocupar predominantemente a estrutura psíquica de alguns indivíduos, demarcando os pilares que estruturam os modos de subjetivação; uma espécie de tristeza enraizada nas membranas da pele. Ela também pode vir acompanhada de episódios maníacos, encorpada com delírios de grandeza e de onipotência. Ademais, é comum encontrarmos depressões com nuanças psicóticas. São tantas modalidades que os diagnósticos obviamente se confundem. Nesse território, os diversos idiomas falados fazem com que o paciente se sinta como se estivesse aprisionado em uma verdadeira torre de Babel[4] – cuja construção é angustiante e interminável, pois, na roleta-russa do enquadre médico, a "sorte" do paciente será o maior fator de risco. Nesse sentido, erros gravíssimos em relação à medicação são frequentemente cometidos. Vários pacientes chegam a nós tomando psicotrópicos que em nada se aproximam do seu verdadeiro diagnóstico, pois o espaço reservado para o encontro com alguns psiquiatras fica restrito a uma queixa resumida e ao receituário de controle especial – afinal, o que fazer em quinze minutos de consulta? "A depressão é um estado quase inimaginável para alguém que não a conhece. Uma sequência de metáforas – trepadeiras, árvores, penhascos etc. – é a única maneira de falar sobre a experiência" (Solomon, 2014, p. 28). Os poetas talvez nos ajudem?

---

4 A Torre de Babel (em hebraico: לבב לדגמ, Migdal Bāḇēl), segundo Gênesis 11:1-9, é um mito bíblico usado para explicar a origem dos diversos idiomas existentes no mundo. Nele, uma população unida que falava a mesma língua decide construir uma torre para alcançar o céu. Irritado com tamanha prepotência daquele povo, Deus confunde a língua de todos para que não se entendam mais, impedindo a finalização da obra.

E agora ó Deuses que vos direi de mim?
Tardes inertes morrem no jardim.
Esqueci-me de vós e sem memória
Caminho nos caminhos onde o tempo
Como um monstro a si próprio se devora.
(Andresen, 2018, p. 112)

"Caminhos nos caminhos onde o tempo como um monstro a si próprio se devora." Só quem já sentiu na carne e na alma as mazelas da depressão é capaz, com precisão, de detalhar os seus impactos – "E agora ó Deus que vos direi de mim?". O espectro depressivo destrói toda e qualquer expectativa de esperança, aniquila as possibilidades de futuro, e, como se tudo isso não fosse o bastante, aprisiona o indivíduo num estado de paralisia perigosamente mortífero. Ela é uma condição patológica e, por isso, demanda um tratamento específico que, a nosso ver, deve ultrapassar os limites do enquadre diagnóstico com base unicamente em um manual de psiquiatria.

Diante de todas essas variantes e especificações, estaria, então, a psicanálise, nos moldes em que se encontra atualmente, preparada para lidar com os desdobramentos depressivos que avançam de maneira irrefreável sobre os domínios de nossos terrenos clínicos?

Na tentativa de oferecer respostas ou difundir ainda mais tal pergunta, comecemos, então, pela via do manejo. O paciente depressivo convoca uma postura distinta do analista; um pouco mais implicada e menos engessada pelo excesso da neutralidade e pela ausência de sentimentos. A depressão, em alguns cenários, desvela o despreparo e desperta um sentimento de desamparo no psicanalista, que se percebe impotente perante a grandeza avassaladora dessa gigante figura da psicopatologia clássica, que consome e devora o trabalho psicanalítico. O paciente depressivo, certamente, não se enquadra no estereótipo de um neurótico comum – daqueles descritos por

Freud em seus casos clínicos. Ele não joga o jogo da clínica como qualquer outro paciente. Ele é silencioso, reservado, resistente e, muitas vezes, chega até nós tomado de apatia, tédio, portando um discurso totalmente desvitalizado, vazio de sentido e significados – atingindo em cheio o fenômeno da transferência, provocando rachaduras nas paredes de vaidade de um analista mal analisado.

> *[...] Diz-se, por exemplo, que eles não são sujeitos, não desejam, não apresentam um conflito, não se endereçam ao Outro etc. Ou então – outro modo de se fazer a mesma coisa – fala-se do funcionamento subjetivo desses pacientes a partir de seus pontos de insuficiência: eles não são capazes de metaforizar, de fantasiar, de sonhar. (Gondar, 2017, p. 33)*

Qual o problema de nos guiarmos por essa definição do negativo, da ausência? "É o de que considerar que existe um padrão positivo, ou seja, que há um modelo universal de subjetividade, uma maneira normal ou legítima de sofrer – esse modelo positivo é o da neurose clássica" (Gondar, 2017, p. 33). Diante disso, os modos de subjetivação que divergem desse modelo seriam considerados uma espécie de neurose mal-acabada, um adoecimento que ficou no meio do caminho, de um Eu que fracassou perante as exigências de sucesso impostas incessantemente pelo nosso contexto cultural. O deprimido se sente um grande fracassado e a sociedade contemporânea reforça esse modo de pensar e de se identificar. Não há mais espaço para a tristeza. As redes sociais estão aí para nos mostrar que a vida é feita de sorrisos, conquistas e gozo.

Seria como chover no molhado ficar engrossando o caldo desse discurso que está mais do que *batido* na literatura psicanalítica (e em outras áreas). Sabemos de tudo isso, porém, o que fazer? Como trabalhar com tais conhecimentos que, aparentemente, já dominam o nosso saber em nossa prática clínica?

Ora, quando os pacientes se queixam justamente de sua sensação de estranheza e não pertencimento e sofrem em razão da discrepância entre o funcionamento do mundo e o seu próprio funcionamento, a indiferença do analista só serve para aumentar um estigma que deveria ser, ao contrário, trabalhado no tratamento. Muitas vezes, ouvimos que tal paciente é intratável ou possui muita *pulsão de morte*. Afirmações do tipo colocam o analista numa posição de conforto e atribuem a responsabilidade pelo insucesso do tratamento sempre ao paciente. Não estamos dizendo que a psicanálise serve para tudo e para todos e, muito menos, estamos defendendo uma utopia de um final feliz dos enredos clínicos. Entretanto, alertamos sobre o fato de que a metapsicologia, às vezes, pode ser utilizada como uma muleta de amparo às limitações do próprio analista, lançando-o numa posição de comodismo que em nada se aproxima das matrizes freudianas. A metapsicologia surgiu para *explicar as questões da clínica*, e não para enfiá-las goela abaixo do psiquismo dos pacientes. É a clínica, soberana, que nos indica o caminho teórico a ser buscado, e nunca o contrário. "Se, diante de pacientes que não jogam o jogo, um analista reage com arrogância complacente, isso indica apenas que ele não é capaz de reconhecer em si próprio as questões que estes sujeitos trazem" (Gondar, 2017, p. 34).

Foi Winnicott quem nos disse: "[...] A análise só pela análise para mim não tem sentido. Faço análise porque é do que o paciente necessita. Se o paciente não necessita de análise então faço alguma outra coisa" (Winnicott, 1962/1983, p. 152). O tratamento de pacientes deprimidos exige muito do analista. É preciso, portanto, trabalhar inicialmente as ambições pessoais relacionadas à cura e ao desempenho, para, então, entregar-se ao ritmo da clínica sem pretensões e metas preestabelecidas. O paciente depressivo desafia o analista, exigindo recursos que, na maior parte das vezes, não são aprendidos ao longo de uma formação em psicanálise – seja ela institucional, seja ela autogerida.[5] Pensamos, sobretudo, que a escuta adequada a essa demanda deve ser construída por meio da análise pessoal do analista ao se defrontar com suas próprias ambições e o desejo de adequar o paciente a uma lógica neoliberal produtiva – uma armadilha capaz de aprisionar todo o processo psicanalítico, diga-se de passagem.

Simultâneo a isso, a postura do analista imóvel, inerte ao desespero silenciado pelo vazio que compõe o discurso do sujeito depressivo, em nada poderá auxiliar o andar da carruagem do tratamento. O analista precisa sobreviver, permanecer vivo mesmo após as quedas. Estar disponível para sustentar a angústia do abismo. Trata-se de uma postura diretamente implicada, trabalhando mais com o cuidado, com o estar presente, com o tato – a capacidade de sentir com, como bem nos ensinou Ferenczi (1928/2011).[6] Pois bem, buscamos uma tentativa de encontrar palavras que reescrevam a história de uma dor indizível, traçando o roteiro de uma nova vida junto ao paciente, para que aquilo que não foi dito possa, talvez, receber algum contorno – contorno que faltou ao Eu para sobreviver perante as amarguras da vida. Eis aí a verdadeira beleza da psicanálise.

---

5 Sobre esse tema, recomendamos a leitura do artigo "A instituição psicanalítica como matriz simbólica – vicissitudes de uma formação autogerida", de Naffah Neto (2009).

6 No aclamado texto "Elasticidade da técnica psicanalítica" (1928), Ferenczi escreve: "Adquiri a convicção de que se trata, antes de tudo, de uma questão de *tato* psicológico, de saber quando e como se comunica alguma coisa ao analisando, quando se pode declarar que o material fornecido é suficiente para extrair dele certas conclusões; em que forma a comunicação deve ser, em cada caso, apresentada; [...] quando se deve calar e aguardar outras associações; e em que momento o silêncio é uma tortura inútil para o paciente, etc. [...] *O tato é a faculdade de 'sentir com'* (*Einfühlung*)" (Ferenczi, 1928/2011, p. 31).

Origens

A ideia de escrever este livro nasceu a partir de um seminário teórico lecionado na Pontifícia Universidade Católica de São Paulo (PUC-SP), no Programa de Estudos Pós-Graduados em Psicologia Clínica, durante o primeiro semestre de 2020, com o título "Perto das trevas: a patologia depressiva em Freud, Klein e Winnicott" – ministrado por um dos organizadores da presente obra, o prof. dr. Alfredo Naffah Neto. Nessa disciplina, pesquisamos as origens do adoecimento depressivo tomando como referência o relato autobiográfico do premiado escritor William Styron.[7] Na verdade, embora tenhamos nos debruçado sobre a obra desse autor, exploramos também quais seriam os limites e os alcances das teorias e das técnicas formuladas por algumas das principais linhagens psicanalíticas.

Apesar de ter sido concebido no interior do círculo acadêmico, pensamos que o conteúdo que o leitor agora tem em mãos transcenda os muros do espaço universitário. Buscamos, desde o início, desconstruir o famoso *jargão científico*, pois a proposta deste trabalho seria a de trazer uma temática tão relevante para a vida cotidiana, de maneira clara e didática, na tentativa de aproximar o público leigo da ciência psicanalítica e suas possíveis colaborações para pensar e intervir sobre o adoecimento depressivo. Nas páginas seguintes, será possível perceber o cuidado dos autores em transmitir ideias complexas de modo simples e acessível, mas sem, de maneira alguma, perder as raízes da profundidade que sustenta e dá corpo à criação de Freud.

Antes de se tornar um livro, as provocações e as dúvidas que surgiam no decorrer dessas aulas nos induziram à ideia de produzir um artigo científico que pudesse abranger as diferentes linhagens

---

7 O autor foi premiado com o Prêmio de Roma, o Prêmio Pulitzer e o American Book Award.

teóricas psicanalíticas, para nos debruçar sobre o relato autobiográfico de William Styron – contado em seu livro *Perto das trevas* (1991). Pensamos, a princípio, em costurar as teses centrais de autores clássicos da psicanálise trabalhados neste seminário – Freud, Klein e Winnicott – com o extenso campo da patologia depressiva. Logo, percebemos que um artigo, evidentemente, não daria conta de tal projeto, pois os conceitos, conforme nos aprofundávamos, tornavam-se cada vez mais complexos e, nesse sentido, precisariam ser mais bem discutidos à medida que se entrelaçavam com as vivências e o sofrimento depressivo de William. Assim, a ideia de um livro, efetivamente, tomou conta de nossos desejos.

"Quem está na chuva é para se molhar" – já nos diz o conhecido ditado popular. Levando em consideração a premissa de que organizaríamos um livro tomando como orientação o relato precioso de Styron, decidimos expandir as nossas ideias e convidar outros autores que possuem um estudo sólido da obra de cada grande teórico da psicanálise clássica e que não puderam ser incluídos e explorados a fundo em nosso seminário na PUC-SP por questões de tempo e espaço curricular. Assim, o manuscrito do nosso livro se estendeu e acabou ganhando também as contribuições de teorias gigantes e imprescindíveis à prática psicanalítica, como a de Sándor Ferenczi, Wilfred Bion, Jacques Lacan e outros autores mais contemporâneos – estes últimos, apesar de não terem tido um capítulo exclusivo, atravessaram e cruzaram a nossa escrita e, por isso, marcaram presença em nossas referências, como André Green, Thomas Ogden e Christopher Bollas, por exemplo.

Uma das coisas mais ricas da universidade, certamente, é o espaço que dispomos para a construção e, principalmente, a *desconstrução* de pensamentos. Acreditamos que ainda hoje, infelizmente, muitos alunos saem com concepções engessadas, após terem concluído os seus períodos de estudos (e prática clínica supervisionada) em determinadas instituições de formação psicanalítica, concebendo um ponto de vista da psicanálise com base exclusivamente nas teorias de apenas um único autor, chegando a construir uma espécie de idolatria religiosa ao extremo de defender tal afirmação: "Não leio isso, pois, a meu ver, não é psicanálise!". Ora, uma declaração desse calibre nada mais é do que um grande desserviço para a prática psicanalítica e seus desdobramentos. Lidamos com as fissuras da alma humana e, por isso, é imprescindível que tenhamos um conhecimento vasto, amplo e plural. Defendemos, inclusive, a hipótese de que a formação psicanalítica não possui um fim demarcado, ela porta uma perspectiva vitalícia. Trata-se, a nosso ver, de um projeto de vida permanente, que exige de seu praticante um estudo de diversas áreas do conhecimento, como a arte, a filosofia, a sociologia, a história, a política, a pedagogia, a antropologia etc. – só para citar algumas das principais. Diante de um cardápio variado que temos à nossa disposição hoje, constituído por diversas teorias pós-freudianas, manter-se apegado a um determinado autor sem, ao menos, ler ou descobrir outros, é um gesto que estrutura uma conduta, no mínimo, alienante, que tem a dizer muito sobre uma psicanálise concebida de maneira dogmática e excludente – o que em nada se aproxima da proposta real da ciência de Freud. A proposta fundamental da psicanálise, por outro lado, segue em direção oposta a esse dogmatismo alienante, pois oferece a possibilidade para que o inconsciente, como instância dominante do psiquismo, se inscreva continuamente, favorecendo o *vir a ser* que a vida nos impõe – aqui, parafraseamos Winnicott. É a transitoriedade do saber que a psicanálise aponta em sua prática e teoria. Tal como escreveu Freud a respeito da vida, no texto "Transitoriedade" (1916/2015), a importância e a beleza da psicanálise residem justamente no seu caráter transitório. Ela não se encerra pelos enquadres do DSM,[8] tampouco pelos formulários

8 O *Manual de diagnóstico e estatístico de transtornos mentais*, que já está na sua quinta edição, o DSM-V. Ele foi produzido pela Associação Americana de Psiquiatria para definir como é feito o diagnóstico dos transtornos mentais – excluindo toda e qualquer subjetividade.

técnicos da psicologia. Ela questiona, perturba, problematiza e é justamente esse movimento que nos fez escrever sobre a psicanálise, a depressão e o relato autobiográfico de alguém que passou pelas intempéries melancólicas em primeira pessoa.

Entretanto, é a prática clínica, sempre soberana, que guiará o arcabouço teórico a que teremos de recorrer ao longo de nosso trabalho terapêutico, e não o contrário – como defendem alguns profissionais de nossa área. Não se deve, em hipótese alguma, aplicar a teoria sobre o paciente, mas, sim, a partir das nossas experiências clínicas, do nosso encontro com o outro, com o desconhecido e com a complexidade da vida, buscar as ferramentas necessárias para compreendermos os fenômenos, as queixas e os sintomas que chegam, nas suas mais distintas configurações, aos nossos consultórios. Foi por essa via, aliás, que nasceu a psicanálise. Freud se indagou, constantemente, a respeito do sofrimento de suas pacientes histéricas, buscando as origens desses quadros e, por conseguinte, a sua cura – lembramos que a histeria era uma patologia muito comum na Europa vitoriana do século XIX, demarcando uma espécie de manifesto inconsciente daquelas mulheres diante das requisições sociais e culturais de uma sociedade excessivamente machista que oprimia toda e qualquer manifestação do desejo feminino.

Pois bem, cada paciente é único e carrega consigo também uma história única, marcada a ferro e fogo pelas intercorrências da vida. *Grosso modo*, podemos pensar que no cenário clínico é como se cada um falasse o seu próprio idioma. Aliás, é isso que nos propõe Christopher Bollas:

> *O idioma de uma pessoa refere-se ao núcleo único de cada indivíduo, uma figuração do ser parecida com uma semente que pode, sob condições favoráveis, evoluir e se articular. O idioma humano é a essência definidora de cada sujeito, e, embora todos nós tenhamos certo*

> *sentido sutil do idioma do outro, esse conhecimento é virtualmente impensável. (Bollas, 1992, p. 236)*

Ao passo que vamos adquirindo maturidade clínica, como bons seres humanos que somos, teremos lá as nossas preferências teóricas. Assim, sempre existirá aquele (ou aqueles) autor com o qual mais nos identificamos, não havendo problema algum nisso – diga-se de passagem. O que viemos questionando nesta introdução até agora e que, por sinal, a proposta deste livro apresenta, sobretudo, é a capacidade de nos mantermos abertos ao diálogo e à compreensão de universos teóricos diferentes daqueles que unicamente apreciamos. Esse caminho, que podemos percorrer com leveza ou aos tropeços, certamente enriquecerá o nosso fazer psicanalítico e de *bônus* ainda poderá expandir as nossas considerações a respeito da complexidade da psique humana – o nosso objeto de estudo.

Em contrapartida, também observamos no meio psicanalítico certo ecletismo teórico que surge como um imperativo da contemporaneidade e que, muitas vezes, agrupa recortes de epistemologias diferenciadas aqui e acolá sem abordar, com a devida profundidade, as características exclusivas do pensamento de um determinado autor. Por essa via, vão construindo uma espécie de "colcha de retalhos", inserindo pedaços de tecidos que muitas vezes destoam entre si ou portam origens completamente distintas, ou seja, a matriz da trama não se sustenta – há uma ausência de harmonia que daria forma à obra final. Nesse sentido, correm-se riscos, por exemplo, ao fundamentar uma pesquisa nas ideias de Melanie Klein e Winnicott, sem diferenciar rigorosamente o pensamento de ambos, já que este último sequer trabalhava com o conceito de pulsão de morte, além de ter criado uma teoria própria relacionada ao desenvolvimento maturacional do bebê, com base em suas experiências com a pediatria. Os conceitos psicanalíticos, quando retirados do conjunto teórico-clínico ao qual pertencem e reinseridos em outros contextos, estrangeiros ao seu léxico e aos seus pressupostos filosóficos (assumidos como pontos de partida), tornam-se despersonalizados, vazios, secos, como flores arrancadas de seu tronco. Por isso, a nossa insistência em mostrar, aqui, diferentes perspectivas psicanalíticas de interpretação de um mesmo relato clínico, respeitando rigorosamente os léxicos de cada autor, de cada perspectiva teórico-clínica.

É exatamente esse aspecto que o leitor irá perceber ao longo de nosso livro. Cada capítulo, em específico, utiliza o arsenal teórico-clínico de um *determinado autor* importante da psicanálise para mergulhar no relato de Styron, e extrair daí a sua compreensão singular e própria do estado patológico depressivo. Não existe, em nossos textos, uma mistura de linhagens, mas, sim, um olhar teórico aprofundado a respeito do tema em questão. Ao finalizar a leitura do livro, esperamos que o leitor possa construir um olhar comparativo da diversidade das abordagens psicanalíticas da patologia depressiva, levando em consideração as características próprias desenvolvidas por cada grande teórico – sem colocar tudo no mesmo saco, anulando as suas singularidades. Pois, conforme a leitura poderá confirmar, mais uma vez a psicanálise atualmente declina-se no plural (e não no singular). Conforme o leitor poderá perceber, algumas interpretações possuem zonas de convergência entre si, outras nem mesmo isso, partindo de pressupostos radicalmente diferentes e chegando a interpretações também bastante distintas.

Esse olhar, singular e plural ao mesmo tempo, poderá, talvez, enriquecer a atividade clínica do leitor analista praticante, pois ampliará o seu conhecimento e a sua capacidade de reflexão a respeito dessa disciplina tão polifacetada e complexa que se chama psicanálise.

O relato autobiográfico e a psicanálise aplicada

Durante vários momentos de sua obra, Freud trabalha com o que chamamos de psicanálise aplicada, ou seja, a psicanálise como teoria utilizada para propor reflexões tomando como referência uma autobiografia, uma obra de arte, um poema, um conto literário ou até mesmo questões da sociedade, da cultura e da política. Nos referimos, portanto, a um modo de investigação que amplia os padrões da clínica, debruçando-se sobre os temas mais diversificados que servirão como norte para a argumentação do arsenal psicanalítico que o pesquisador pretende explorar. Freud fará isso em vários momentos de sua obra, por exemplo, em artigos como "Uma lembrança de infância de Leonardo da Vinci" (1910); "O Moisés de Michelangelo" (1916); "Uma lembrança de infância em poesia e verdade" (1917); "Dostoiévski e o parricídio" (1928); e, sem dúvida, o mais importante e conhecido desses textos: "Observações psicanalíticas sobre um caso de paranoia (*dementia paranoides*) relatado em autobiografia – o caso Schreber" (1911). Neste último, o mestre de Viena elabora as suas considerações acerca da psicose, tomando como referência o relato autobiográfico do dr. Daniel Paul Schreber, ex-presidente da Corte de Apelação da Saxônia. É interessante observar que um dos poucos textos que Freud dedica à investigação da psicose não foi baseado no estudo de um caso clínico real atendido por ele, mas, sim, na análise de uma obra autobiográfica. É comum, nesse sentido, Schreber figurar entre os "grandes casos clínicos de Freud", muito embora ele próprio nunca tenha se deitado no divã da Berggasse, 19, em Viena – nota-se, portanto, a importância desse gênero literário para o pensamento freudiano.

Numa época posterior, mais precisamente em 1930, quando foi convidado a comparecer à cerimônia de entrega do quarto Prêmio Goethe, em Frankfurt, Freud, não podendo receber a condecoração pessoalmente, enviou sua filha Anna, que leu o seu texto de desculpas e agradecimentos. É curioso que esse material se inicia com um relato autobiográfico do próprio Freud. Citamos o autor:

> *O trabalho de minha vida foi erigido em torno de um único objetivo. Observando as mais sutis perturbações*

> *do desempenho psíquico em pessoas sãs e doentes, quis explorar, a partir de tais indicações – ou, se for melhor para os senhores: intuir – como é construído o aparelho no qual esse desempenho se exerce, e quais forças, em conjunto e em contraposição, que nela agem. O que nós, eu, meus amigos e colegas de trabalho pudemos aprender nestes caminhos nos pareceu significativo para a edificação de uma ciência da alma, dos processos tanto normais quanto patológicos, que se deixam compreender como parte natural desses acontecimentos. (Freud, 1930/2015, pp. 309-310)*

Neste mesmo discurso, Freud ainda tece comentários sobre a relevância da escrita biográfica, especialmente no que tange à estreita relação entre tal estilo literário e suas pesquisas aplicadas à compreensão do psiquismo. Vejamos:

> *Se a psicanálise se coloca a serviço da biografia, ela não tem naturalmente o direito de ser tratada com mais rigor do que aquela. A psicanálise pode chegar a muitas soluções que não são alcançadas por outras vias e mostram tantas novas relações nas obras-primas do tecelão, tais como as que se estendem entre os investimentos pulsionais, as vivências e a obra de um artista. Na medida em que uma das mais importantes funções do nosso pensamento é a de dominar psiquicamente o material do mundo exterior, penso que devemos agradecer à psicanálise, quando ela se volta para os grandes homens, a fim de contribuir para o entendimento de suas grandes realizações. (Freud, 1930/2015, pp. 314-315)*

Com essa passagem, fica clara a analogia que Freud traça entre a psicanálise e as biografias, embora ele mesmo não se esqueça dos limites para basear interpretações psicanalíticas em histórias de vida, mesmo histórias predominantemente clínicas – como o caso Schreber (1911). Nesse sentido, o encontro entre a psicanálise e os textos autobiográficos não é algo tão simples, pois o esquema de uma psicanálise aplicada certamente comporta problemas – neste cenário em questão, temos que lidar com os diversos pontos cegos que o registro autobiográfico não é capaz de revelar. Por outro lado, a ligação da psicanálise com a literatura se faz presente em todas as obras de Freud, já que a função de mediação do texto literário compõe o alicerce que sustenta o edifício de seus ensaios, costurando a clínica e a teoria por meio de uma escrita tão bem articulada que o fez receber o Prêmio Goethe – apesar de desejar ter sido agraciado pelo Nobel.

A arte da literatura ocupa, portanto, o lugar de um reservatório clínico, ora se submetendo ao saber psicanalítico, sendo revelada por ele; ora servindo como um vasto campo de exploração fértil. Por mais que um relato autobiográfico se estruture pela narrativa ordenada de fatos, de eventos cronologicamente organizados, um outro texto pode ser lido de modo subliminar àquele, um texto que tenha a marca do sujeito que realizou todos esses fatos, um escrito que, distintamente do que encobre, traz à tona a trama de desejos que move o sujeito, sem que ele tenha consciência disso. A leitura de uma autobiografia também está relacionada ao olhar particular do leitor, tocando em questões relevantes de sua própria história pessoal, pois, enquanto mergulhamos na obra, ora nos identificamos com o relato descrito, ora o tomamos como um estranho familiar, parafraseando Freud – criando uma espécie de simpatia ou antipatia pelo autor de ordem inexplicável, num primeiro momento, mas que estão tangenciadas às nossas próprias questões pessoais.

A escrita autobiográfica se coloca no plano do interminável, caso consideremos, aqui, as múltiplas interpretações que um leitor possa fazer e os infinitos recortes que o escritor escolha delimitar ao longo da produção de seu trabalho. Embora esse registro, em termos formais, seja espacial e temporalmente finito, retratando um *locus* de identidade no qual o sujeito tenta se definir. Nesse sentido, as histórias pessoais são impregnadas de significados culturais legitimamente reconhecidos, denunciando as tradições que sustentam o imaginário social da época em que foram escritos. Portanto, o sujeito que escreve sua história estará sempre implicado, sua marca permanecerá posta nos seus percursos, nas suas escolhas, até mesmo na opção de narrar a sua vida, prendendo-se narcisicamente a acontecimentos, como pilastras nas quais o Eu poderá se sustentar pela via do registro da escrita – um movimento fácil de observar nos diários, por exemplo. A própria obra freudiana, como toda construção humana, é recheada de dados autobiográficos, mesmo no sentido em que *falar de si* ou *não falar de si* diz respeito a si, à constituição subjetiva de cada um. A psicanálise, por si só, nasceu do processo de autoanálise de Freud – contamos isso melhor no capítulo do livro dedicado exclusivamente a ele.

Pois bem, quando lemos uma experiência contada por alguém, temos a chance de nos colocar em seu lugar ou, talvez, podemos imaginar possibilidades a respeito do que faríamos caso fôssemos submetidos às mesmas condições do autor que compartilha conosco as minúcias de sua história pessoal. Esse recurso dá vida às nossas formas de subjetivação e incorpora sentidos àquilo que não conseguimos representar. Consiste nisso provavelmente a maior riqueza de nosso livro, pois, ao ler um relato sobre alguém que sentiu na pele as mazelas da depressão, o leitor poderá, além de compreender o que cada grande autor da psicanálise tem a dizer sobre o assunto, dar sentido à sua própria experiência depressiva ou, quem sabe, afinar a escuta pertinente ao seu próprio exercício clínico. Até porque mesmo nós, analistas, não estamos imunes às assombrações provocadas pelos espectros da depressão. Aliás, nossa profissão, a saber, é extremamente solitária e, portanto, também somos presas vulneráveis a essa condição patológica. É importante desconstruir a imagem do analista inquebrável – isso nos aproxima da nossa essência humana e, principalmente, da realidade de nossos pacientes. É também sobre esse movimento de confissão e intimidade que versa o nosso livro, pois cada autor convidado atribuiu um toque de pessoalidade às teorias psicanalíticas.

A estrutura do livro

Um dos maiores desafios que fez parte do nosso processo de escrita foi o fato de que alguns autores clássicos da psicanálise não escreveram sobre o adoecimento depressivo propriamente dito. Isso poderia ser justificado pelo contexto em que esses analistas desenvolveram a sua clínica. Naquela época, era muito mais comum patologias como a histeria, a neurose obsessiva e a neurose fóbica. Vale ressaltar que a depressão é uma doença do *nosso século* e, de certa forma, representa o resultado de uma cultura extremamente competitiva, excludente e individualista. Diante disso, tivemos que esmiuçar os trabalhos técnicos de todos esses grandes pensadores, tentando buscar pontos soltos que pudessem, ao final, costurar uma trama consistente de considerações a respeito do estado depressivo de William e, igualmente, da depressão compreendida em todos os seus contornos contemporâneos – uma empreitada nada fácil, devemos confessar.

O livro inicia, como era de se esperar, com uma análise freudiana sobre o relato de Styron. Para sustentar tal expedição, o autor do capítulo, Alexandre Patricio de Almeida, utiliza textos clássicos de Freud, como "Luto e melancolia" (1917), além de imergir em outras referências como "Introdução ao narcisismo" (1914), "Além do princípio do prazer" (1920) e "O problema econômico do masoquismo" (1927). Neste mesmo capítulo, traça-se uma espécie de linha do tempo histórica, pontuando os aspectos que, de fato, afastaram a posição melancólica pesquisada por Freud da atual patologia depressiva, repleta de ramificações e diversidades no DSM-V e no CID-10 – manuais da psiquiatria contemporânea.

O Capítulo 2, produzido por Alexandre Patricio de Almeida e Paula Regina Peron, irá abordar a teoria de Sándor Ferenczi, o ilustre (e original) discípulo de Sigmund Freud, conhecido por atender os *casos difíceis* da psicanálise, ou seja, aqueles pacientes que não se encaixavam no estereótipo da neurose freudiana e desafiavam o manejo e a técnica psicanalítica clássica. Em quais pontos a teoria do autor húngaro dialoga com a possibilidade de compreensão do estado patológico de Styron? A fim de propor algumas respostas, os autores se dedicam a uma análise detalhada sobre os últimos trabalhos de Ferenczi e as observações registradas, principalmente, em seu "Diário Clínico" (1932) – uma tarefa bastante desafiadora, diga-se de passagem, já que este autor não possui escritos exclusivos dedicados ao tema da depressão.

No Capítulo 3, também escrito por Alexandre, temos uma visão kleiniana sobre o adoecimento depressivo. Melanie Klein é considerada, sem dúvida alguma, a grande dama da psicanálise inglesa, responsável por consagrar o termo *posição depressiva*, que, paradoxalmente, nada tem a ver com a patologia da depressão – é sempre importante salientar esse aspecto. Com o intuito de sustentar as suas ideias, o autor atravessa toda a obra de Klein, apresentando a concepção dessa psicanalista acerca do desenvolvimento psíquico primitivo do bebê. Acompanhamos, também, o registro de um importante fragmento da vida pessoal de Melanie, que entrou para a psicanálise em razão de desdobramentos de seu próprio estado depressivo patológico – o que aproxima essa psicanalista da experiência pessoal angustiante de Styron.

O Capítulo 4 é dedicado às ideias de Wilfred Bion. O autor Claudio Castelo Filho percorre a obra do analista pós-kleiniano, realizando costuras entre recortes de sua própria clínica, a teoria bioniana e, obviamente, o livro de Styron. É interessante acompanhar o raciocínio do autor, que se debruça sobre os conceitos centrais da obra de Bion, construindo uma leitura criativa e fecunda sobre o estado depressivo de William. Castelo Filho apresenta, de maneira didática e clara, as ideias desse analista – uma proposta admirável, dado o nível de complexidade deste teórico da linhagem inglesa.

D. W. Winnicott é o psicanalista explorado no Capítulo 5 de nosso livro. O autor Alfredo Naffah Neto esboça uma síntese da teoria do desenvolvimento maturacional de Winnicott e problematiza as diversas questões enfrentadas por Styron ao longo de seu relato, relacionando-as com o fator ambiental – pedra angular do pensamento winnicottiano. Para tanto, Alfredo salienta processos importantes imprescindíveis ao desenvolvimento do indivíduo, como a apropriação dos impulsos agressivos destrutivos, o estágio da concernência e a depressão saudável *versus* a depressão patológica – uma das elaborações mais geniais de Winnicott.

No Capítulo 6, os autores Marcos Paim Caldas Fonteles e Rosângela de Faria Correia trazem uma contribuição riquíssima ao nosso livro: o registro de uma pesquisa profunda da biografia de William Styron, revelando detalhes de sua história pessoal que serviram para endossar ainda mais as nossas explorações psicanalíticas. Valendo-se dos dados encontrados em uma série de documentos biográficos que expandem as vivências relatadas em *Perto das trevas* (1991), os autores do capítulo vão delineando, pouco a pouco, uma análise detalhada da patologia depressiva de Styron sob a ótica teórica de Jacques Lacan (e outros pensadores lacanianos, ligados à linhagem francesa da psicanálise).

Por último, no Capítulo 7, escrito pelos próprios organizadores, são esboçadas algumas considerações finais sobre as diferentes linhagens psicanalíticas apresentadas ao longo desta obra. Em quais pontos elas se afastam ou se aproximam (se é que é possível traçar uma aproximação)? De que maneira elas podem auxiliar o psicanalista a construir uma escuta afinada que sirva de base para a compreensão dos quadros depressivos atuais?

Não temos pretensão alguma de concluir o assunto ou de oferecer respostas fechadas a essas perguntas. Levando em consideração o fato de que a publicação de *Perto das trevas* (1991) serviu de inspiração e conforto para muitos leitores que, desesperados em meio às tempestades da depressão, buscaram, nesta leitura, um abrigo seguro para confortar os seus corações, cogitamos construir esse mesmo lugar de refúgio ao campo psicanalítico, ou seja, esperamos que o nosso livro sirva de amparo para aqueles que pretendem navegar os mares turbulentos do trabalho com pacientes que, de algum modo, desafiam os limites de nossa atuação, exigindo uma prática muito mais implicada com o sofrimento e respaldada na esperança do encontro inédito que se dá no cenário clínico. Esperança essa que se manifesta por meio da busca incessante de trazer o analisando de *volta à vida ou, quem sabe, ajudá-lo a descobrir outras formas de conviver com a dor*. Neste âmbito, esperamos que os nossos escritos possam auxiliar na busca de palavras, gestos ou silêncios que preencham ou amenizem, mesmo que minimamente, as fendas deixadas pelo vazio depressivo.

Que o nosso livro faça valer a pena a coragem de William! Esses são os nossos mais sinceros votos de boa leitura (e indagações).

Com carinho,

Os organizadores.

Referências

Andresen, S. M. B. (2018). *Coral e outros poemas*. São Paulo: Companhia das Letras.

Bollas, C. (1992). *Forças do destino: psicanálise e idioma humano*. Rio de Janeiro: Imago.

Fédida, P. (2003). *Depressão.* São Paulo: Escuta.

Ferenczi, S. (1909). Introjeção e transferência. In *Obras completas, psicanálise I.* São Paulo: Martins Fontes, 2011.

Ferenczi, S. (1928). Elasticidade da técnica psicanalítica. In *Obras completas, psicanálise IV.* São Paulo: Martins Fontes, 2011.

Freud, S. (1916). Transitoriedade. In *Arte, literatura e os artistas. Sigmund Freud.* Belo Horizonte: Autêntica, 2015.

Freud, S. (1930). Prêmio Goethe. In *Arte, literatura e os artistas. Sigmund Freud.* Belo Horizonte: Autêntica, 2015.

Gondar, J. (2017). Interpretar, agir, "sentir com". In *Com Ferenczi: clínica, subjetivação, política.* Rio de Janeiro: 7 Letras.

Kristeva, J. (1989). *Sol negro: depressão e melancolia.* Rio de Janeiro: Rocco.

Naffah Neto, A. (2009). A instituição psicanalítica como matriz simbólica – vicissitudes de uma formaçao autogerida. *Revista Brasileira de Psicanálise, 43*(4), pp. 59-68.

Solomon, A. (2014). *O demônio do meio-dia: uma anatomia da depressão.* São Paulo: Companhia das Letras.

Styron, W. (1991). *Perto das trevas.* Rio de Janeiro: Rocco.

Winnicott, D. W. (1962). Objetivos do tratamento psicanalítico. In *O ambiente e os processos de maturação: estudos sobre a teoria do desenvolvimento emocional.* Porto Alegre: Artmed, 1983.

Winnicott, D. W. (1963). O valor da depressão. In *Tudo começa em casa.* São Paulo: Ubu, 2021.

1. Freud e Styron: o sujeito melancólico e a sombra do objeto[1]

Alexandre Patricio de Almeida

Quando Freud flertou com a melancolia

A vida pessoal de um autor e o contexto cultural que o cerca sempre serão o marco central para o desenvolvimento de suas descobertas e de seus interesses. Somos movidos por nossas paixões, e também por nossas angústias, medos, ansiedades e perdas. Há momentos, porém, em que adquirimos a coragem de enfrentá-los, seguindo a voz de nosso coração (e razão); ou, por outro lado, simplesmente paralisamos perante tais dificuldades que emergem das vivências. Alguns lidarão melhor com essas questões, outros, pior. Evidentemente, essas demandas impostas pelo destino não poderiam ser indiferentes em relação à história de Sigmund Freud.

---

1 Gostaria de agradecer ao meu orientador, o prof. dr. Alfredo Naffah Neto, pela leitura cuidadosa deste texto. Suas observações e seu modo singular de compreender a psicanálise serão sempre uma enorme inspiração para mim. Também agradeço imensamente a leitura atenta e os comentários preciosos da prof.ª dr.ª Paula Regina Peron. Paula me apresentou a psicanálise de maneira leve e didática, como poucos são capazes de fazer, quando eu ainda era um menino me aventurando pelas terras freudianas.

O pai da psicanálise nasceu no dia 6 de maio de 1856 em Freiberg, Morávia (atualmente, Příbor, República Tcheca). Sua mãe, Amalia Nathansohn, era a terceira esposa de seu pai, Jacob Freud, e vinte anos mais nova que ele. Em 1859, muda-se com sua família para Leipzig e, finalmente, em 1860, se estabelece em Viena, onde nasceram posteriormente suas quatro irmãs – Rosa, Marie, Adolfine e Paula – e seu irmão – Alexander.

Freud sempre fora o filho favorito de sua mãe, que o agraciava com mimos e mordomias – chamava-o, carinhosamente, de *meu Sigi de ouro*. "Um dia, numa confeitaria, encontrou uma velha, a qual lhe vaticinou que seu filho era um gênio" (Roudinesco, 2016, p. 23). Essa espécie de presságio foi seguida à risca pela senhora Amalia, que passou a priorizar o futuro de seu primogênito – uma das irmãs de Freud, por exemplo, teve que abdicar do sonho de se tornar uma grande pianista, pois o barulho de seus ensaios atrapalhava os estudos do jovem Sigmund.

A marca do sucesso e o imperativo do reconhecimento sempre foram um fator importante para a carreira científica e profissional de Freud. Ele passou grande parte de sua vida buscando o prestígio e, nesse sentido, estabeleceu um nível de cobrança elevado para si próprio, mesmo depois de alcançá-lo efetivamente – ver Elisabeth Roudinesco (2016) e Peter Gay (1988).

Em 1882, Sigmund começa a sua carreira de médico no Hospital Geral de Viena, onde se interessa, progressivamente, pelo trabalho clínico, sendo influenciado pelo já bastante reconhecido e renomado psiquiatra e professor Theodor Meynert. No ano de 1884, Freud publica o seu estudo acerca dos efeitos paliativos da cocaína – substância da qual ele próprio fez uso, recomendando, inclusive, aos seus conhecidos mais próximos, até a descoberta de seu potencial viciante. Simultâneo a isso, conclui os seus estudos a respeito das afasias, que resultariam na publicação, em 1891, do trabalho "Sobre a concepção das afasias: um estudo crítico".

Em 1886, casa-se com Martha Bernays, depois de ter passado um tempo em Paris (em 1885), estudando com o famoso neurologista Martin Charcot. Em 1891, muda-se com a esposa e seus filhos para um prédio recém-construído, situado na rua Berggasse, 19, em Viena. A família Freud vive nessa residência até a mudança para Londres, em 1938, por conta da ascensão nazista. Também no ano de 1891, estabelece o seu consultório particular, no qual atende os seus pacientes aplicando as técnicas hipnóticas aprendidas com Charcot, associadas, contudo, ao modelo de seu amigo Josef Breuer, que utilizava a hipnose atrelada ao método catártico, com a finalidade de recordação da cena traumática.

No ano de 1895, Freud publica, em coautoria com Breuer, o livro *Estudos sobre a histeria*, obra fundadora da psicanálise, em que os autores apresentam os êxitos que obtiveram no tratamento de sintomas histéricos por meio do relato de diversos casos clínicos. É preciso recordar que os médicos daquela época ficavam desconcertados diante da impossibilidade de encontrar a verdadeira causa desses sintomas. Os fenômenos de conversão histérica representavam, portanto, "um desafio para a medicina, pois os sintomas não correspondiam a uma lesão anatômica localizável; além disso, eles apareciam e desapareciam de maneira totalmente aleatória" (Quinodoz, 2007, p. 19). A impossibilidade de compreender esses sintomas, quase sempre espetaculares, gerava certo incômodo nos médicos, "que acabavam por rejeitar esses doentes – na maioria mulheres –, por considerá-los loucos ou simuladores" (Quinodoz, 2007, p. 19). Freud[2] inaugura um tratamento que, posteriormente,

---

2 Vale lembrar que Freud levou muitos anos para convencer Breuer a reunir em uma obra única as observações clínicas que tinham feito em 1881, assim como suas respectivas hipóteses. Começaram a publicar conclusões provisórias sobre os resultados do método catártico em "Comunicação preliminar" (1893), que foi reproduzida em 1895 em *Estudos sobre a histeria*, constituindo seu primeiro capítulo (Quinodoz, 2007, p. 21). A publicação do livro marca, porém, o fim

permitiu dar voz às mulheres que se encontravam abandonadas nos hospitais psiquiátricos, sendo vítimas de tratamentos invasivos e maus-tratos, como o eletrochoque e os banhos de água gelada. Também, neste mesmo período (1895), envia ao seu querido amigo Fliess o "Projeto para uma psicologia científica", que condensa suas principais hipóteses metapsicológicas e que só veio à luz em 1950 (Roudinesco, 2016).

"Em 2 de maio de 1896, Freud, sempre temerário, expôs novamente sua teoria da sedução perante a Associação de Psiquiatria e Neurologia de Viena" (Roudinesco, 2016, p. 89). Suas ideias tiveram uma acolhida fria e indiferente, especialmente por parte de Krafft-Ebing, especialista em sexologia e perversões, que qualificou sua conferência como um "conto de fadas científico", "voltando a apontar que as confissões e os depoimentos das pacientes histéricas podiam muito bem ter sido colhidas sob o efeito de uma sugestão induzida pelo médico" (Roudinesco, 2016, p. 90). Freud se sentiu perseguido pelos grandes professores titulares da universidade, que não hesitavam em contestar as suas descobertas. Não obstante, quinze meses mais tarde, ele próprio admitiria que sua teoria não se mantinha de pé.[3] Enquanto isso, continuava a divagar, perdido em seu próprio labirinto investigativo. Neste mesmo ano difícil, morre

---

da união dos dois autores, e a partir de 1896 Freud prosseguiu sozinho com as suas pesquisas, decepcionado com a falta de interesse de Breuer. Uma das causas do afastamento de ambos foi o fato de que Breuer não estava mais convencido da importância dos fatores sexuais na origem da histeria, que Freud enfatizava cada vez mais. Breuer continuou acompanhando de longe o desenvolvimento das ideias de Freud. Entretanto, este só ficou sabendo disso, para a sua surpresa, por ocasião da morte de Breuer em 1925, quando seu filho Robert Breuer, em resposta à carta de condolências de Freud, escreveu-lhe do interesse permanente do pai por seus trabalhos (Hirschmüller, 1978).

3 Em uma carta a Fliess, datada de 21 de setembro de 1897, anuncia a revisão de suas hipóteses, afirmando que não "acreditava mais em sua neurótica", substituindo a teoria do trauma real (baseada na sedução) pela teoria da fantasia na etiologia do adoecimento neurótico.

Jacob Freud no mês de outubro. Os impactos da morte de seu pai impulsionam Sigmund para o seu processo de autoanálise e, simultâneo a isso, o mestre de Viena atravessa um período significativo de recolhimento depressivo – até porque o sucesso tão almejado ainda não havia acontecido. Cito aqui um trecho de sua biografia mais recente, redigida por Elisabeth Roudinesco:

> *Quando Jacob morreu, em 23 de outubro de 1896, sentiu um real sofrimento ao lembrar-se daquele pai fraco, que desempenhara papel tão importante em sua vida, sempre associando a mais profunda sabedoria a uma maneira de ser cheia de imaginação: "Sua vida terminara já havia muito tempo quando ele morreu, mas nessa ocasião sem dúvida as coisas do passado despertaram lá no fundo de mim".*[4] *(Roudinesco, 2016, p. 90)*

Em setembro de 1897, enquanto viajava pela Itália, inebriado por sua busca de um mundo subterrâneo, profundo e obscuro que pudesse, de fato, sustentar as suas hipóteses sobre a histeria, Freud enviou a Fliess uma outra carta em que confessava que durante esse passeio pelo território italiano procurava, incessantemente, "uma embriaguez do esquecimento, uma nova droga, fonte de criatividade: 'Tomo um gole daqui e ali. Deleito-me com uma beleza estranha e um enorme impulso criador, ao mesmo tempo em que *minha tendência ao grotesco e ao psiquismo perverso aqui se satisfaz*'"[5] (Roudinesco, 2016, p. 91, grifo meu).

Esse primeiro mergulho na embriaguez e no estilo boêmio predominante nessa viagem italiana foi o último ato da longa reflexão que o conduzia, em seu retorno a Viena, a renunciar à sua

---

4 Sigmund Freud, *Lettres à Wilhelm Fliess*, Paris, PUF, 1956, p. 258.

5 Sigmund Freud, *Lettres à Wilhelm Fliess*, Paris, PUF, 1956, p. 333.

teoria da sedução – ou seja, a hipótese de que todas as histéricas haviam sofrido algum tipo de abuso sexual. "Jamais tendo aderido às críticas de seus contemporâneos, que viam sua teoria da sedução como a validação de uma mentira induzida por uma sugestão, Freud se chocava com uma realidade complexa. Decerto era impensável que todos os pais fossem estupradores" (Roudinesco, 2016, p. 91). Nem por isso, entretanto, as histéricas podiam ser consideradas simuladoras ou mentirosas compulsivas quando afirmavam ter sido vítimas de um abuso. Por outro lado, era preciso, então, sugerir uma hipótese suscetível de dar conta de duas verdades contraditórias: "ou as histéricas inventavam cenas de sedução que não haviam acontecido, ou, quando haviam acontecido, essas cenas não bastavam por si sós para explicar a eclosão de uma neurose" (Roudinesco, 2016, p. 91).

Ao renunciar à teoria central que sustentava a possível origem do adoecimento de suas histéricas, Freud se afastava tanto da neurologia e da fisiologia como da sexologia, disciplina que, naquela época, era ligada à psiquiatria e à biologia e cujo objetivo era estudar o comportamento sexual humano a fim de prescrever normas e patologias – o que é bem diferente da nossa concepção atual. Cito, mais uma vez, Roudinesco (2016):

> *Ao renunciar à ideia de que a ordem familiar burguesa fundara-se na aliança entre um parente perverso e uma criança abusada, Freud deslocava a questão da causalidade sexual das neuroses para um terreno que não era mais da sexologia, nem, aliás, da psiquiatria ou da psicologia. Trocava o domínio da descrição dos comportamentos pelo da* interpretação dos discursos, *considerando que as famosas cenas sexuais descritas pelos pacientes podiam derivar de uma fantasia, isto é, de* uma subjetividade ou representação imaginária. *E acrescentava que, mesmo*

> *quando uma sedução acontecia de fato, esta não era necessariamente fonte de uma neurose. Da mesma forma, aceitava simultaneamente a existência da fantasia e do trauma. E assinalava que, graças ao método psicanalítico – exploração do inconsciente e tratamento pela fala –, o terapeuta agora seria capaz de discernir múltiplas ordens de realidade frequentemente entrelaçadas: o abuso sexual real, a sedução psíquica, a fantasia, a transferência. (Roudinesco, 2016, p. 92, grifo meu)*

Em um momento em que por toda a Europa se elaboravam vastos programas de pesquisa, com base no estudo dos aspectos fisiológicos e dos comportamentos, Freud se voltava, então, para a literatura, os poetas e as mitologias das origens da humanidade, a fim de conferir à sua teoria especulativa do psiquismo uma consistência que, aos olhos de seus contemporâneos, não podia de modo algum se estabelecer como uma ciência. "No fundo, Freud promovia uma revolução simbólica: modificava o olhar que uma época inteira voltava sobre si mesma e suas maneiras de pensar" (Roudinesco, 2016, p. 101). Inventava, assim, uma nova narrativa para a angústia, para as dores psíquicas, e com isso abria a possibilidade de simbolizar o indizível.

A dor de perder o seu pai, que nunca havia sido o seu modelo e ideal de herói,[6] foi o fator que fez Freud se enveredar pela história das

---

6 Freud sempre viu o seu pai como um homem fraco e humilhado. Um episódio que Jacob lhe contara e lhe marcou profundamente se referia a uma situação em que um cristão atirou o seu boné de pele na lama, gritando em seguida: "Judeu, saia da calçada". E, à pergunta do filho sobre qual havia sido a sua reação, ele respondera: "Recolhi meu boné" (Roudinesco, 2016, p. 27). Nesse sentido, ergueu-se no imaginário do jovem Sigmund a preocupação de restaurar a lembrança de um poder patriarcal que não cessava de se diluir à sua vista – a própria noção de complexo de Édipo pode ser atrelada a essa cena, tal como as premissas discutidas no clássico "Totem e tabu" (1912-1913).

figuras míticas de anti-heróis, como Édipo e Narciso, por exemplo? Não sabemos ao certo. O que sabemos é que o mestre de Viena sentiu na pele o pesar da perda e o sopro paralisante da sensação de fracasso endossada pelas duras críticas que recebia.

Entretanto, em sua viagem pela Itália, mesmo que tenha passado algumas vezes por episódios boêmios, ele conseguiu, com êxito, elaborar a sua dor e criar uma das teorias mais importantes do século XX. Nesse sentido, foram o luto e a depressão de Freud que o impulsionaram ao seu recolhimento interno, movimento este que, possivelmente,[7] pode ter dado origem à criação de uma das abordagens mais sólidas a respeito do psiquismo humano.[8]

Foi necessário que Freud vivenciasse, em primeira pessoa, os abismos deixados pela morte de um ente querido até ultrapassar o seu ponto mais insuportável: a superação da ausência. Somente assim ele conseguiu redigir uma obra do calibre de *A interpretação dos sonhos*,[9] finalizada em 1899 e publicada em 1900, a pedido dele

---

7 Ainda que as ideias de Freud sobre os sonhos já estivessem bem presentes em sua mente em 1895, a elaboração da obra propriamente dita levou quase quatro anos. Foi após a morte de seu pai que ele iniciou pesquisas sistemáticas nesse domínio, analisando em particular seus próprios sonhos, trabalho de elaboração que serviu de fermento para a sua autoanálise. "O tema da morte de seu pai e inúmeras lembranças relacionadas a ele apareceram de maneira recorrente em seus sonhos durante os meses que se seguiram. Foi um período difícil, e pode-se supor que Freud escreveu essa obra não apenas com um objetivo científico, mas igualmente para tentar superar a crise interior que esse luto o submergiu" (Quinodoz, 2007, p. 48).

8 "Através dessa viagem às profundezas da alma, Freud se pretendia o mensageiro de uma realidade recusada, negada, recalcada: 'Acho que estou destinado', dirá um dia a Jones, 'a só descobrir o que é evidente: que as crianças têm uma sexualidade – o que toda babá sabe – e que nossos sonhos noturnos, da mesma forma que nossos devaneios diurnos, são realizações de desejo" (Roudinesco, 2016, p. 107).

9 "A obra-prima que constitui 'A interpretação dos sonhos' contém 700 páginas na sua edição completa. Nelas Freud analisa quase 200 sonhos, dos quais 47 são seus,

mesmo, com o intuito de marcar o novo século. Tratava-se, pois, de uma experiência autobiográfica, partindo da reflexão profunda sucedida de seus próprios percalços e enfrentando alguns episódios de luto e de melancolia, Freud levantou os alicerces de sua obra. Lembro, então, de uma passagem de Clarice:

> *Eu desconfio que a morte vem. Morte?*
> *Será que uma vez os tão longos dias terminem.*
> *Assim, devaneio calma, quieta. Será que a morte é um blefe? Um truque da vida? É perseguição?*
> *E assim é. (Lispector, 2016, p. 633)*

A morte seria um blefe? A autêntica capacidade de se manter vivo consistiria em admitir a certeza da morte e, desse modo, tentar usufruir a vida? Não sabemos – talvez nem Freud explique. O que sabemos é que a temática da morte, da dor e da perda atravessaram, em diversos momentos, o pensamento e os escritos do criador da psicanálise. Em seu texto "Considerações contemporâneas sobre a guerra e a morte", de 1915, por exemplo, Freud tece a seguinte exposição – que nos soa assustadoramente atual:

> *[...] Não seria melhor dar à morte o lugar que lhe é devido na realidade e em nossos pensamentos, e colocar um pouco mais à mostra a nossa posição inconsciente em*

---

e os outros provêm de seu círculo e de colegas" (Quinodoz, 2007, p. 49). Mas, embora o número de sonhos e a diversidade de hipóteses desenvolvidas nessa obra volumosa façam dela ainda hoje uma leitura essencial aos psicanalistas, essas qualidades a tornam igualmente uma obra de difícil acesso para o leitor leigo. Nos cursos de graduação, por exemplo, sempre recomendo aos meus alunos iniciarem a leitura de Freud pelas "Cinco lições de psicanálise" (1910) ou pelo compilado "Conferências introdutórias à psicanálise" (1916-1917).

> *relação à morte, que até agora reprimimos [*unterdrückt*] cuidadosamente? Isso não parece ser nenhuma realização mais elevada, mas muito mais um passo atrás em muitos aspectos, uma regressão, mas tem a vantagem de melhor considerar a força da verdade e de nos tornar a vida mais tolerável novamente.* Tolerar a vida continua a ser, afinal, a primeira tarefa de todos os seres vivos. A ilusão perde o seu valor quando ela, nesse caso, perturba-nos. *(Freud, 1915/2020, p. 132, grifo meu)*

"Não seria melhor dar à morte o lugar que lhe é devido na realidade e em nossos pensamentos [...]?", nos escreve Freud neste texto. Dar o devido lugar à morte não consiste, de maneira alguma, em negá-la ou simplesmente ignorá-la. Freud se refere ao fato de a morte poder ser vivenciada, encarada e, então, efetivamente sentida no cerne de nossa alma. Talvez tenhamos aqui uma breve menção indireta ao movimento que ele próprio fez em relação à perda de seu pai?

Posteriormente, no artigo chamado "A transitoriedade", de 1916, o nosso autor escreve:

> *Nós possuímos – assim como imaginamos – uma certa medida de capacidade amorosa, chamada libido, que no começo do desenvolvimento se dirigia para o próprio Eu. Se os objetos são destruídos, ou se os perdemos, nossa capacidade amorosa (libido) é novamente liberada; pode então recorrer a outros objetos em substituição ou regressar temporariamente ao Eu. Mas por que esse desprendimento da libido de seus objetos deve ser um processo tão doloroso, isso não compreendemos, e não conseguimos explicar por nenhuma hipótese até o momento. Só percebemos que a libido se apega a seus*

> *objetos e, mesmo quando dispõe de substitutos, não renuncia àqueles perdidos. Isso, portanto, é o luto. (Freud, 1916/2010, p. 250)*

Nesta parte final de seu texto, o autor esboça algumas ideias preliminares a respeito do funcionamento da dinâmica libidinal. Ele basicamente discorre sobre a nossa capacidade de construir vínculos libidinais, sendo que, para tanto, é necessário que possamos ser capazes de "desviar" o investimento pulsional do Eu em direção ao outro (e vice-versa). Se, na lógica, parece algo tão simples, por que, afinal, demoramos tanto tempo para conseguir elaborar certas perdas? Por que se desvincular de alguém (ou de algo) que amamos é uma tarefa tão penosa e difícil? Ou, seguindo por um outro caminho, por que um luto, quando bem elaborado, pode resultar em um potencial criativo? Essa discussão se desdobrará profundamente em um dos grandes textos que marcaram a história da psicanálise: "Luto e melancolia" ([1915] 1917) de Freud. Farei uso deste ensaio como ponto de partida, visando tecer algumas possíveis considerações do quadro melancólico que acomete William Styron (1925-2006), relatado de maneira densa e poética em seu livro *Perto das trevas* (1991).

Da melancolia às depressões

Antes de navegarmos os mares profundos das águas freudianas, julgo ser fundamental acompanharmos um (breve) percurso histórico que vise demonstrar a evolução dos quadros e dos estados melancólicos ao decorrer dos séculos – da Antiguidade à Pós-modernidade. Penso que essa estratégia poderá guiar o leitor pelas metamorfoses que a nossa atriz principal – a melancolia – sofreu em relação à sua participação e presença nos enredos sociais e culturais – chegando a ocupar, em alguns momentos, o papel coadjuvante ou meramente figurativo.

Pois bem, tomando como ponto de partida o próprio arsenal teórico psicanalítico, é no mínimo curioso que, ao buscar o verbete "depressão" no *Dicionário de Psicanálise* de Elisabeth Roudinesco e Michel Plon (1998), somos direcionados imediatamente para o verbete "melancolia", ou seja, o significante depressão não possui uma definição própria e específica dentro desse expoente referencial da psicanálise. Vejamos, então, o que os autores nos apresentam como definição de melancolia:

> *Termo derivado do grego* melas *(negro) e* khloé *(bile), utilizado em filosofia, literatura, medicina, psiquiatria e psicanálise para designar, desde a Antiguidade, uma forma de loucura caracterizada pelo humor sombrio, isto é, por uma tristeza profunda, um estado depressivo capaz de conduzir ao suicídio, e por manifestações de medo e desânimo que adquirem ou não o aspecto de um delírio. (Roudinesco & Plon, 1998, p. 505)*

Foi no século V a.C. que Hipócrates, o pai da medicina, classificou a melancolia como uma doença. Para tanto, ele tomou como referência a teoria dos quatro elementos de Empédocles e criou o modelo dos quatro humores corporais: a bile amarela, que era regida pelo fogo; o sangue, representado pelo ar; a fleuma, ligada à água; e, por último, a bile negra, atrelada à terra. Cito a descrição do autor no que diz respeito às características desta última:

> *Abatimento, enfermidade difícil: o enfermo parece ter nas vísceras um espinho que o pica; a ansiedade o atormenta, foge da luz e dos homens, prefere as trevas; é presa do temor; o diafragma avança até o exterior; lhe dói quando o tocamos, tem medo, tem visões espanto-*

> *sas, sonhos horrorosos e às vezes vê mortos. Em geral a enfermidade ataca na primavera. (Hipócrates, 350 a.C. em* Epidemias II e VIII, *31)*

Notemos que tal descrição, muito embora construída há tempos, aproxima-se bastante das queixas atuais de pacientes depressivos: dores no corpo que não possuem uma origem fisiológica específica; a preferência por isolamento social; a ansiedade se manifesta por meio dos medos; pesadelos terríveis; e, em casos mais graves, o delírio psicótico. Nos ressoa peculiar, porém, o fato de o autor mencionar que "a enfermidade ataca na primavera", justamente na época em que os dias ficam mais bonitos e alegres. Não seria essa a estação do ano em que as pessoas param para contemplar as belezas da natureza e exaltar as maravilhas da vida? Em que dimensão essa atmosfera atinge em cheio a subjetividade do melancólico? O culto à felicidade em nossos dias atuais não denunciaria a posição oposta do sujeito deprimido que se indispõe a apreciar os deleites do consumo inscritos na lógica neoliberal?[10] Reflexões que valem a pena pensarmos.

Na Antiguidade, o caráter excepcional de apatia e criatividade do melancólico era atribuído ao excesso de bile negra que, influenciado pelas correntes[11] de ar do sangue, exercia uma força maior sobre os demais elementos que compunham o corpo. "São os ventos que emprestam ao caráter melancólico sua inconstância (a predisposição de 'sair de si'), sua predisposição a abatimentos profundos e ao furor, mas também sua rapidez de pensamento e criatividade" (Kehl, 2015, p. 63). Essa capacidade de "sair de si", ou se manter em um estado de retraimento, permanecendo na companhia de sua própria solidão, trouxe uma espécie de olhar positivo ao sujeito melancólico. A tristeza

10 A esse respeito, ver Safatle; Silva Jr. & Dunker (2020).

11 É interessante que ainda hoje utilizamos o termo "corrente sanguínea".

típica desse estado era encarada como uma dádiva e passou a ser atribuída ao saber dos poetas, filósofos, pintores, escritores e artistas que souberam transformar as amarguras de sua condição em um autêntico potencial inventivo.

Ocorre, porém, que a inconstância do caráter melancólico, a capacidade de "tornar-se outro" a partir do contato consigo próprio, é que o predispõe à arte poética por seu talento para a criação, faz dele "um indivíduo instável, que oscila perigosamente entre o gênio e a loucura – dois estados da alma cuja diferença não é de qualidade, e sim de grau" (Kehl, 2015, p. 63). Foi Aristóteles quem assinalou:

> *Mas muitos, pela razão de que o calor se encontra próximo ao lugar do pensamento, são tomados pelas doenças da loucura ou do entusiasmo. [...] Mas esses nos quais o calor excessivo se detém, no seu impulso, em um estado médio são certamente melancólicos, mas são mais sensatos, e se são menos bizarros, em compensação, em muitos domínios, são superiores aos outros, uns no que concerne à cultura, outros às artes, outros ainda à gestão da cidade. (Aristóteles, 1998, p. 95)*

As oscilações entre frio e calor, altos e baixos explicam por que, no melancólico, os acessos de raiva e ousadia que se alternam com o medo e a angústia paralisante são marcas tão significativas. "São considerados melancólicos alguns valorosos heróis da mitologia grega que sucumbiram à *ékstasis*, a 'saída de si próprio'" (Kehl, 2015, p. 64) facilitada pelas variações de estado psíquico – ou mudanças de humor, como estamos mais acostumados a ouvir hoje em dia. Estas, quando não encontram uma saída pela via criativa, tornam o sujeito propenso a perigosas "passagens ao ato". "É o caso de Hércules, que num acesso de loucura massacrou seus filhos e mais tarde se atirou no vulcão Etna" (Kehl, 2015, p. 64). A partir de Aristóteles, a questão do desacordo entre o sujeito e as qualidades que situam o melancólico em um lugar de "privilégio" tomou as mais diversas formas nas representações da melancolia no Ocidente (Kehl, 2015).

Dando um salto no tempo rumo à Idade Média, a melancolia passa a ganhar tons mais fúnebres e cinzentos, sendo bem menos romantizada do que na Antiguidade. As representações da melancolia medieval remetem à acédia, ou acídia, nome dado à prostração da vontade que acometia os ermitãos penitentes e os monges submetidos à rígida disciplina religiosa adotada nos mosteiros (Kehl, 2015). Acometido pelo desânimo da vontade de servir à fé, arruinado pelas tentações pecaminosas, o melancólico medieval sofreria as consequências de sua incapacidade de seguir pelo caminho determinado pelas ordens da Igreja e pelas escrituras divinas. O pecado da acédia serviu para justificar a inclusão da preguiça, outra manifestação de abatimento da vontade, entre os setes pecados capitais. "Para São Tomás de Aquino, a acedia seria causada pela retração da alma diante do objeto de seu desejo" (Kehl, 2015, p. 67). Entretanto, o oposto da acédia, em São Tomás, seria a firmeza da alma, resultante da capacidade do sujeito resistir bravamente às tentações do "demônio do meio-dia", figura simbólica que tomava conta do Eu dos cristãos nesta hora do dia e os paralisava com as sombras da procrastinação – a popular preguiça pós-almoço que, aos olhos da Santa Igreja, significava uma verdadeira ofensa a Deus. Por outro lado, sabemos que o demônio do meio-dia poderia representar também os efeitos da fraqueza corporal produzida pelo prolongado jejum a que os monges se submetiam por devoção ao Pai. A fome, o calor, a prostração do corpo enfraquecido abatem a vontade da "alma", que recua diante da impossível proposta do encontro espiritual com Deus. O sujeito envergonhado pela melancolia sofria, portanto, as consequências do julgamento moral daquela época. Logo, uma lógica formada pelo sintoma e a cultura, no que tange à constituição da estrutura melancólica, começava a se estabelecer – as cartas da moralidade entravam em jogo.

É no Renascimento, porém, que encontramos na melancolia o protótipo de uma subjetividade que prenuncia a constituição do sujeito moderno. O homem do Renascimento não é aquele que perde o seu lugar de prestígio por ter errado ou pecado, "mas porque o campo simbólico se tornou para ele indecifrável" (Kehl, 2015, p. 69). O pensamento humanista resgatava o aspecto positivo dessa queda: o da emancipação do homem em função de sua nova condição subjetiva. Deslocado do centro da criação, o homem foi convocado, subitamente, a se tornar o núcleo de suas próprias referências e assim encontrar (ou inventar) o seu lugar na origem do universo e de sua própria espécie. A melancolia renascentista adquire um valor muito diferente do abatimento provocado pela acédia medieval. O melancólico do humanismo precisa angariar fundos para buscar a sua razão de existência, e com isso aproxima-se novamente do gênio criativo da Antiguidade. Era necessário pintar, pesquisar, escrever e criar, na tentativa incessante de dar um mínimo de contorno às suas vivências e ao seu sentido de ser. "Tal otimismo humanista não impediu, porém, que o melancólico renascentista sofresse o peso de uma consciência angustiada ante a insignificância de sua presença no mundo" (Kehl, 2015, p. 69). As correntes quebradas pelo domínio racional libertaram os espectros das incertezas; por mais que o homem soubesse, mais faltava ao seu saber. Desse momento em diante, "o sujeito moderno nunca mais deixaria de se sentir vacilante em razão dessa perda de um saber que a ciência não é capaz de constituir" (Kehl, 2015, p. 70).

Já no século XVII, no auge do Classicismo, o teólogo inglês Robert Burton (1577-1640), bibliotecário em Oxford durante toda a vida, "escreveu uma exaustiva 'Anatomia da melancolia', em que reuniu tudo o que se podia saber até então a respeito dessa instigante forma de sofrimento" (Kehl, 2015, p. 71). O livro agrupa um apanhado de todas as explicações existentes para as origens do adoecimento melancólico: má alimentação (excesso ou escassez), falta de exercícios e de banhos frios, excesso de isolamento, falta de divertimento para a alma e para o corpo, sedentarismo, reclusão em ambientes não naturais, má iluminação dos aposentos, mau uso da sexualidade, vícios, abstinência e, como não poderia deixar de ser àquela época, uma grave consequência da negação da existência de Deus (Kehl, 2015). Nesse escrito, o autor também apresenta uma série de sugestões curativas: a ingestão de certos alimentos, o consumo moderado de vinho e de água fresca, o convívio com pessoas agradáveis, as leituras amenas, a música, as caminhadas ao ar livre e, é claro, a oração.

A mesma discrepância que abalava o estado das relações entre homem e mundo, dessa vez compreendida como a perda da união idílica com a natureza, marca os poetas românticos do século XVIII. "A melancolia era considerada uma marca do gênio romântico que, entre razão e loucura, entre ordem e caos, buscava tocar o Sublime sem sucumbir à degeneração da sensibilidade" (Kehl, 2015, p. 73). Os poetas do primeiro movimento romântico sofreriam de nostalgia pela perda de uma suposta inocência estética acessível a seus antecessores; era como se estivessem tentando resgatar uma realidade utópica à qual eles jamais teriam acesso. "Para se aproximar da totalidade perdida, propunham uma estética do fragmento" (Kehl, 2015, p. 73). O fragmento, como representação das ruínas tão estimadas pelo gosto romântico, faz lembrar o todo do qual se perdeu. Esse estado de miséria que remete à perda de um ideal estaria no cerne da melancolia dos filósofos e dos escritores desse período. O homem fica desolado quando se dá conta de que "nem mesmo a linguagem tem o poder de transpor o abismo que o separa da natureza" (Kehl, 2015, p. 74).

De artesão das delicadezas existenciais a cidadão marginalizado, a condição melancólica do sujeito moderno é representada pelo poeta boêmio,[12] posto à margem da sociedade, que vagueia em busca de pedaços do passado, tentando recuperar um estado de completude que nunca existiu. Só que, agora, as indiferenças de um cenário industrial capitalista engrossavam ainda mais o caldo do abandono. Nesse sentido, viver a modernidade significa manter o equilíbrio entre não recuar diante dos desafios que ela nos propõe e, ao mesmo tempo, não se deixar enfeitiçar pelas ofertas que ela oferece. O poeta moderno delineia formas de existir que não obedecem a esse imperativo – para isso, ele teve que renunciar à coroa que possuía enquanto se fazia reconhecer pela genialidade – sua arte não tinha espaço no contexto inóspito do capitalismo. A melancolia ganhava novos contornos.

Com a instauração da psiquiatria no século XIX, a melancolia foi submetida a numerosas variações terminológicas. No fim do século, foi integrada por Emil Kraepelin (1856-1926) à loucura maníaco-depressiva, fundando-se, em seguida, à psicose maníaco-depressiva. "Pouco interessado nessa psiquiatrização do estado melancólico, Sigmund Freud renunciou a aproximar a mania da depressão, preferindo revigorar a antiga definição da melancolia: não uma doença, mas um destino subjetivo" (Roudinesco & Plon, 1998, p. 507). Ao utilizar o significante "melancolia" para designar os ciclos depressivos desse tormento da alma que vinha recebendo tonalidades diversas ao decorrer da história, Freud talvez tenha buscado marcar a diferença entre sua proposta teórica e o diagnóstico da psicose maníaco-depressiva de Kraepelin. Sobre essa questão, Maria Rita Kehl aponta que:

> *Mas essa operação produziu, como efeito colateral, a* privatização *do conceito de melancolia, cujos vetores*

---

12 Maria Rita Kehl (2015) nos sugere como representante desse período a figura emblemática do poeta Charles Baudelaire (1821-1867).

> *teóricos se deslocaram para o plano das relações mais precoces e mais íntimas da vida psíquica, em consonância com as outras tendências de privatização da vida e autonomização da família características das sociedades liberais burguesas. Com isso, talvez de maneira inadvertida, a melancolia, depois de Freud, veio a perder seu antigo potencial de sintoma do mal-estar na civilização. (Kehl, 2015, p. 49)*

"Nos primeiros manuais de transtornos mentais, bem como na psicanálise e na teoria psicodinâmica, que vigoraram na primeira parte do século XIX, a depressão permanecia coadjuvante no grande baile dos sofrimentos mentais" (Dunker, 2021, p. 33). À guisa de curiosidade, nas dez páginas dedicadas aos afetos, sentimentos e estados de humor no clássico *Psicopatologia geral*, edição de 1946, Karl Jaspers (1883-1969) cita a depressão uma única vez, muito embora de maneira dispersa e sem maiores detalhes. Na edição de 1983 de outro clássico, *Psiquiatria*, de Eugen Bleuler (1857-1939), ela aparece apenas como figurante da cena principal (Dunker, 2021).

Christian Dunker, em seu livro mais recente, chamado *Uma biografia da depressão* (2021), afirma que foi somente entre 1953 e 1984 que a depressão ganhou efetivamente as suas formas mais "sofisticadas", recebendo a atenção de dados estatísticos em trabalhos de psiquiatria – por exemplo, mulheres têm o dobro de chance de desenvolver uma depressão maior; além disso, a "nova patologia" também ganhava mais visibilidade em manuais de testes projetivos como o Rorschach. Entre 1960 e 1980, desenvolveu-se também a escala de Hamilton, capaz de tornar comparáveis os diferentes tipos de depressão (leve, crônica e aguda). Hoje, a depressão ocupa diversas páginas do CID-10 e do DSM-V, sendo dividida em várias categorias de transtornos (*disorders*) afetivos de humor. São tantos desdobramentos e divisões que seria impossível não nos encontrarmos em pelo menos cinco dos quadros descritos nesses manuais. O que nos evoca a uma catalogação da subjetividade humana. Irei retornar nesse aspecto mais adiante.

Parando para analisar todas as considerações históricas que acabei de apresentar, penso que, atualmente, a melancolia tenha se deslocado para o campo das depressões – como já era de se esperar. Assim, podemos entender a depressão como um estado, que aparece numa estrutura neurótica ou psicótica, mas pode também ser uma posição subjetiva assumida pelo sujeito diante das demandas do outro – das exigências sociais que supervalorizam o individualismo e a cultura do espetáculo (ver Debord, 1992). Perante tais exigências, o depressivo fica paralisado, distanciado em relação ao seu desejo, estagnado pelas possiblidades que as escolhas envolvem. O próprio Freud nos dirá em "Introdução ao narcisismo" (1914) que:

> *O desenvolvimento do Eu consiste num distanciamento do narcisismo primário e gera um intenso esforço para reconquistá-lo. Tal distanciamento ocorre através do deslocamento da libido para um ideal do Eu imposto de fora, e a satisfação, através do cumprimento desse ideal. Ao mesmo tempo, o Eu enviou os investimentos libidinais de objeto. Ele se empobrece em favor desses investimentos, tal como do ideal do Eu, e novamente se enriquece mediante a objetos, assim como pelo cumprimento do ideal. (Freud, 1914/2010, p. 48)*

"Uma parte do amor-próprio é primária, resto do narcisismo infantil; outra se origina da onipotência confirmada pela experiência (do cumprimento do ideal do Eu); uma terceira, da satisfação da libido" (Freud, 1914/2010, p. 48). Pois bem, em 1917, Freud descobrirá, por meio de sua prática clínica enriquecida pelo diálogo com os seus colaboradores – como Abraham e Ferenczi, principalmente –, que, na melancolia, a força do ideal de Eu exercerá um poder dominador sobre o Eu, martirizando-o. Cito o autor:

> *Ele [o melancólico] perdeu o respeito por si mesmo e deve ter um bom motivo para isso. Estamos, então, na verdade, diante de uma contradição que nos coloca um enigma de difícil solução: segundo a analogia com o luto, tivemos de concluir que ele sofreu uma perda no objeto; a partir de suas afirmações surge uma perda em seu Eu. (Freud, 1917/2016, p. 104)*

Diferente do sujeito enlutado que sofre por ter perdido o seu objeto de amor, o melancólico sofre por ter perdido um pedaço do seu Eu. Nesse sentido, podemos costurar as ideias traçadas nos textos de 1914 e 1917, pois, na busca incessante de resgatar o seu narcisismo primário, o melancólico procura atender às demandas inatingíveis do ideal de Eu. Essa estratégia, na maioria das vezes, produz um sentimento ainda maior de derrota, pois, ao não alcançar tais demandas, esse ideal se volta contra o próprio sujeito, reassegurando as sombras de sua derrota. Portanto, é bastante comum, no melancólico, um intenso sentimento de baixa autoestima, de fracasso interno e a presença de penosas autorrecriminações. Aqui, adentramos o cenário cultural, já que aquilo que eu gostaria de ser e me tornar é impossibilitado ou frustrado perante os altos padrões de exigência que a sociedade nos cobra (o chamado ideal de Eu).

Posteriormente, em 1945, "Otto Fenichel, refugiado da Segunda Guerra Mundial, emigrado para os Estados Unidos, publica um livro de consenso para a psicopatologia psicanalítica da época" (Dunker, 2021). Nele, o autor dedica uma parte inteira à depressão e à mania, antes mesmo de escrever sobre os transtornos de personalidade. A novidade aqui é que a depressão, sem deixar de ser pensada a partir do luto, passa a ser referida a uma identificação narcísica. "Os depressivos expandem a experiência da perda para a crítica de si e tornam o mau humor um sentimento de perda irreparável no passado ou de iminência de perda no futuro" (Dunker, 2021, p. 43). A ideia de ter sido abandonado mobiliza um novo afeto contra o próprio Eu: a agressividade. Nesse sentido, a depressão corresponderia a um sintoma fundamental das patologias narcísicas. Muito provável que algum problema teria acontecido no momento da formação do Eu, nos primórdios do narcisismo primário, não permitindo que o sujeito construísse uma estrutura psíquica capaz de manter uma quantidade de libido em si antes de direcioná-la ao outro. Trata-se de um Eu frágil, sem sustentação ou contorno, com a alma perfurada pelas dores de não ter sido sequer desejado no momento inicial da vida – ou sofrido passivamente as ressonâncias de uma falha ambiental. André Green (1988) trabalhará essa questão com maestria em seu livro *Narcisismo de vida, narcisismo de morte*.

Isso posto, gostaria de expor agora qual será a minha estratégia de articulação do pensamento freudiano com o relato de William Styron. Penso que William poderia se encaixar na descrição de Freud sobre a melancolia – apesar de o autor norte-americano se intitular depressivo. No entanto, após o percurso histórico que apresentei, compreendemos o quanto a melancolia foi ganhando matizes diferentes até chegar à depressão típica da nosografia psiquiátrica.

"Luto e melancolia" (1917): um mergulho no abismo de Styron

Neste clássico da literatura psicanalítica de 1917,[13] Freud compara os processos de luto com a melancolia, afirmando que quando um luto não é superado ele atinge um grau patológico, aproximando-se do estado melancólico. Começando pelo luto, o nosso autor afirma que ele é a "reação à perda de uma pessoa querida ou de uma abstração que esteja no lugar dela, como a pátria, a liberdade, um ideal, etc." (Freud, 1917/2016, p. 100). Freud observa, porém, que em algumas pessoas, em vez do luto, forma-se uma melancolia, o que o leva a desconfiar de uma predisposição patológica. Seria ela genética e constitucionalmente psíquica?

Além disso, o autor salienta que nos processos de luto normal não há desvios quanto à conduta natural da vida. Com o tempo, a perda de alguém que tenha sido muito amado tende a ser superada, por mais que as dores dessa passagem façam parte dos dissabores de nossa existência. Pensemos, *grosso modo*, em um processo de separação. A princípio, é comum ficarmos perdidos, desnorteados, já que toda a nossa rotina e modos de ser estabelecidos junto ao par rescindem com a iminência do término. Durante esse período, há momentos em que não queremos sair de casa ou muito menos ver alguém. Ouvir uma música que nos traga a lembrança da pessoa que partiu é como ser atravessado por milhões de adagas que perfuram impiedosamente o nosso coração. Entretanto, aos poucos, vamos nos acostumando à nova realidade e, por fim, percebemos que a vida segue – mesmo com a ausência do outro. Os mais "fortes" conseguem até fazer da dor um recurso de libertação e criatividade, como notamos neste belo poema de Andresen:

---

13 Escrito em 1915 e publicado somente em 1917.

> *Apesar das ruínas e da morte,*
> *Onde sempre acabou cada ilusão,*
> *A força dos meus sonhos é tão forte,*
> *Que de tudo renasce a exaltação*
> *E nunca as minhas mãos ficam vazias.*
> *(Andresen, 2018, p. 45)*

A melancolia, em contrapartida, se caracteriza psiquicamente por um desânimo profundamente doloroso, "por uma suspensão do interesse pelo mundo externo, pela perda da capacidade de amar, pela inibição da capacidade para realização e pelo rebaixamento da autoestima, que se expressa em autorrecriminações e autoinsultos, até atingir a expectativa delirante de punição" (Freud, 1917/2016, p. 100). Cito, aqui, uma passagem que Freud descreve mais adiante:

> *Vemos como nele [melancólico] uma parte do Eu se contrapõe à outra, avalia-a criticamente e a toma como se fosse um objeto. Nossa suspeita de que a instância crítica clivada do Eu nesse caso também poderia provar sua autonomia sob outras condições será confirmada por todas as observações posteriores. Nós realmente vamos encontrar motivo para separar essa instância do restante do Eu. O que aqui acabamos de conhecer é a instância habitualmente chamada de* consciência moral *[...]. (Freud, 1917/2016, p. 105)*

Uma das coisas mais incríveis de ler Freud consiste em perceber o quanto o seu pensamento vai se entrelaçando e ganhando diversas formas no decorrer de seus textos – a lógica freudiana é dinâmica. Seus conceitos não são tirados da cartola, como simples imposições ou achismos, mas erguidos lenta e cuidadosamente por meio de sua própria experiência clínica. Neste trecho, em específico, vemos que o autor já nos apresenta uma prévia de suas ideias a respeito do que será conhecido como a sua "Segunda Tópica", ou seja, o inconsciente estruturado em Id, Eu e Supereu – teoria que será exposta formalmente apenas cinco anos depois, no texto "O Eu e o Id" (1923).

Portanto, a expectativa delirante de punição que observamos no melancólico pode estar atrelada ao trabalho tirânico do Supereu, que tende a recriminar o Eu com autoacusações de incapacidade e fracasso. Por outro lado, a perda da autoestima também pode indicar uma marca desse conflito interno entre essas duas instâncias psíquicas, já que para Freud o rebaixamento do amor-próprio não ocorre nos processos de luto normal – a culpa afeta a autoestima no sentido de desvelar a derrota. "No luto, o mundo se tornou pobre e vazio; na melancolia, foi o próprio Eu" (Freud, 1917/2016, p. 102) – escreve o autor.

É interessante notarmos que, em seu relato, Styron afirma sentir um possível agravamento da depressão melancólica no momento que estava em Paris para receber um prêmio bastante importante, seguido de homenagens e honrarias, finalizando a estadia na França com a participação de um encontro formal composto por intelectuais literários. "Aquele desalento mórbido não deixava de ser irônico, uma vez que eu pretendera passar quatro dias em Paris a fim de receber um prêmio que deveria restaurar imensamente o meu ego" (Styron, 1991, p. 13).

O prestígio do evento da premiação, no entanto, não foi capaz de animá-lo e retirá-lo daquele arranjo paralisante e autodepreciativo. Penso, inclusive, que receber tal prêmio exigia de Styron uma posição subjetiva que ele não estava pronto para ocupar naquele momento – esse aspecto o colocou numa condição maior de fracasso, pois elevava o grau de cobrança interna e externa, endossando a potência tirânica de seu Supereu. No dia seguinte à entrega do prêmio, o autor nos relata que, com a ajuda de um tranquilizante fraco, ele tinha conseguido vencer a incansável insônia, mas que, apesar de se sentir um pouco animado pela manhã, sabia que o desânimo mortífero voltaria com toda a sua força durante o início da noite. "A impossibilidade de alívio da condição é um dos fatores mais dolorosos percebidos pelo paciente, um fator que classifica a depressão na categoria de doenças graves" (Styron, 1991, p. 17).

Apesar de considerar o episódio em Paris uma espécie de "gatilho" que serviu para disparar o adoecimento depressivo de Styron, penso que tais raízes patológicas já haviam sido implantadas há muito tempo em seu interior subjetivo. Ora, um estado melancólico não nasce do dia para a noite; ele é resultante – como vimos – do histórico de nossas relações objetais e da intensidade das forças pulsionais que nos governam. Nesse sentido, a fim de entendermos melhor a complexidade desse processo, é necessário explorarmos detalhadamente a composição dos alicerces que escoram as nossas fundações psíquicas.

Pois bem, ao nascermos, apenas nos tornamos alguém, recebemos um lugar e construímos uma identidade, *perante o olhar do outro*. Precisamos ser desejados para que um mínimo de narcisismo primário infantil permaneça em pé, apesar dos altos e baixos da vida. É esse resto de amor materno, paterno ou de qualquer outra figura humana que não nos deixa cair quando o mundo ao nosso redor parece desmanchar ou quando as surpresas do universo nos machucam severamente. Passamos a maior parte de nosso tempo buscando ou fortalecendo esse resto de amor por meio dos vínculos e do nosso convívio com os outros. A própria escrita deste capítulo me fez pensar nisso: ele só existiu porque supostamente alguém poderia ler: as pessoas que eu amo, os professores que eu admiro, os amigos que eu carrego no peito, os alunos que me ensinam tanto e até os meus pacientes que me inspiram diariamente. Sou sincero ao dizer que o meu texto só nasceu na esperança de receber os contornos do outro. Essa mesma lógica se estende aos domínios psíquicos, pois, quando ocorre a morte de alguém ou a perda de alguma posição ou ideal, há também uma ruptura, um corte que extingue a presença do outro que se mantinha (literalmente) vivo além de nós – presença essa que ampara os confins do nosso próprio viver, bordejando as linhas de nossa existência.

Na mitologia grega, as Moiras (ou Parcas, para os romanos) eram as três irmãs que determinavam o destino, tanto dos deuses quanto dos seres humanos. Eram três mulheres misteriosas e funestas, responsáveis por fabricar, tecer e cortar o fio da vida dos mortais. Durante o trabalho, as Moiras fazem uso da Roda da Fortuna, que é o tear utilizado para se tecer os fios. As voltas da roda posicionam o fio de cada pessoa em sua parte mais privilegiada, o topo; ou em sua parte menos desejável, o fundo, explicando-se assim os períodos de boa ou má sorte de todos.

Cloto, Láquesis e Átropos – como eram chamadas – pertenciam à primeira geração divina originadas do Caos. As Moiras eram filhas de Nix (a noite) e, assim como Nix, eram domadoras de deusas e homens. Moira, no singular, era inicialmente o destino. Na *Ilíada*, representava uma lei que pairava sobre deuses e homens, pois nem Zeus estava autorizado a transgredi-la sem interferir na harmonia cósmica – evidenciando, de modo metafórico, que a força do Destino está acima de qualquer interferência divina.

Cloto – em grego, significa fiar – segurava o fuso e tecia o fio da vida, atuava junto com os outros deuses responsáveis pelos nascimentos e partos. Láquesis – em grego, significa sortear – puxava e enrolava o fio tecido. Láquesis era responsável pelo quinhão de atribuições que se ganhava em vida. Átropos, a última das três irmãs, em grego significa afastar e, portanto, era a mais impiedosa, pois cortava o fio da vida. Átropos junto com Tânatos determinavam o fim da vida. Com o tempo, a figura da morte passou a ser representada por uma imagem que sempre porta consigo uma foice altamente afiada. Este fio, portanto, é movido por Eros, pelo amor ou, como bem quis Freud, por uma força pulsional.[14] Enquanto ele se mantém inteiro, se sustenta por meio dos vínculos.

Nesse sentido, se somos ligados aos outros e às coisas por esse fio mantido por Eros, responsável por amparar as nossas relações, quando esse fio é cortado, deixamos parcial ou totalmente de existir. É como se a ligação que nos mantinha em pé e seguindo a trajetória tortuosa da vida fosse, repentinamente, desmontada após a interrupção do corte impiedoso de Átropos.

Notamos, por essa ótica, que não somos apenas um Eu; somos um Eu sustentado por alguma coisa ou alguém – aliás, essa é a dialética que aporta o pensamento psicanalítico. Seria uma grande ilusão nos julgarmos inteiramente independentes. O bebê humano não se faz sozinho, a existência *só se dá pelo par*. Portanto, quando alguém é demitido de seu trabalho, termina uma relação amorosa, sofre com os efeitos da finitude, adquire uma enfermidade grave e terminal, ou enfrenta o luto de um ente querido, precisa lidar com o enfraquecimento das estruturas que equilibram o Eu ou, em casos mais graves, não suportando a dor da ausência, o sujeito simplesmente deixa de existir. Qualquer perda gera um desequilíbrio psíquico, pois é como se parte de nós também nos abandonasse – mesmo contra a nossa vontade. Por que alguém pensa em se matar quando perde uma fortuna significativa? Quantas vinganças assistimos em virtude

---

14 Recomendo, aqui, a leitura do texto freudiano "As pulsões e seus destinos" (1915). Vale lembrar também de toda a polêmica que envolve a tradução do termo *Trieb*, que em algumas versões brasileiras foi traduzido por "instinto", seguindo a orientação de James Strachey, que, em inglês, utilizou o vocábulo *instinct*. No meu texto, irei utilizar o termo "pulsão", pois penso ser mais fiel ao pensamento de Freud.

de separações desastrosas que terminam em crimes brutais? Sem o outro ou sem aquela coisa que era tudo para mim, minha existência perde o sentido, desmorona, esfarela. Freud, com a sua perspicácia genial, percebe isso e escreve:

> *O luto profundo, a reação à perda de uma pessoa querida, contém o mesmo estado de ânimo doloroso, a perda do interesse pelo mundo externo – na medida em que este não lembre o morto, a perda da capacidade de escolher qualquer novo objeto de amor – em substituição ao pranteado, o afastamento de qualquer atividade que não esteja ligada com a memória do morto.* É fácil entender que essa inibição e limitação do Eu seja a expressão da dedicação exclusiva ao luto, do qual nada resta para outros propósitos e interesses. *(Freud, 1917/2016, p. 100, grifo meu)*

Essa inibição e limitação do Eu é fruto do corte da linha que nos unia àquilo que nos sustentava. Não dá para cogitar qualquer hipótese de autonomia. Estamos sempre banhados pelo caldo cultural que assegura as nossas identificações. A vida é tecida por esse fio, assim como a nossa identidade e as nossas formas de subjetivação. Está *tudo junto e misturado* – como diz o dito popular. Somos um produto dessa trama de barbantes entrelaçados que, a qualquer momento, pode ser rasgada por um golpe brutal. O grande detalhe, porém, é aceitar esse fim. Saber que nunca se é independente. Saber reconhecer que a morte e a perda sempre irão doer, mas tudo bem (ou não!). Freud, sabido como ele só, nos dá algumas dicas sobre isso:

> *Em que consiste, então, o trabalho realizado pelo luto? Creio que não será nada exagerado descrevê-lo da seguin-*

> *te maneira:* a prova de realidade *mostrou que o objeto amado já não existe mais e decreta a exigência de que toda libido seja retirada de suas ligações com esse objeto. Contra isso se levanta uma notável oposição:* em geral se observa que o homem não abandona de bom grado uma posição libidinal, *nem mesmo quando um substituto já se lhe acena. Essa oposição pode ser tão intensa que dá lugar a um afastamento da realidade e a uma adesão ao objeto através de uma psicose alucinatória de desejo. (Freud, 1917/2016, p. 101, grifo meu)*

Em seu livro, Styron declara ter flertado com a loucura diversas vezes no ápice do seu adoecimento depressivo. Provavelmente, este estado psicótico seria, a meu ver, uma defesa com o intuito de negar a realidade e até mesmo *recusar um luto de um passado distante não elaborado* – ou, supostamente, uma perda que estava passando naquele momento. Talvez o delírio psicótico seria, também, uma forma de negar as ressonâncias da depressão em sua vida, assim como os seus impactos paralisantes; negar a ruína do caos.

No entanto, por que o melancólico fica aprisionado nessa posição mortífera entorpecente? Por que a perda do objeto, aparentemente, possui um maior impacto sobre a sua constituição psíquica a ponto de provocar, inclusive, uma defesa psicótica?

Freud comenta que, na melancolia, "em outras ocasiões é possível reconhecer que a perda *é de natureza mais ideal*" (Freud, 1917/2016, p. 102, grifo meu). No caso do sujeito melancólico, não podemos supor com clareza o que foi perdido e, nesse sentido, nem ele próprio se dá conta, conscientemente, do que realmente perdeu – por isso a hipótese freudiana de um *ideal perdido*, e não de um objeto determinado. "Isso nos levaria, de alguma forma, a ligar a melancolia com uma perda do objeto que foi subtraída da consciência, diferentemente do luto, no qual não há nada inconsciente no que se refere à perda" (Freud, 1917/2016, p. 102). Assim, "a inibição melancólica nos passa uma impressão enigmática, porque *não conseguimos ver o que arrebata o doente tão completamente*" (Freud, 1917/2016, p. 102, grifo meu).

O senso de realidade, presente no luto, é o aspecto crucial que o diferencia da melancolia. Ao perdermos alguém (ou algo) que amamos, somos imediatamente abatidos pela dor da ausência. Leva-se um tempo para digerir a falta, mas é exatamente aí que reside a diferença: sabemos *com precisão* o que foi perdido (ou tirado de nós). O melancólico, no entanto, fica ruminando tal perda, sem saber, de fato, o que (ou quem) ele perdeu. Junto a esse conteúdo indigesto soma-se a pressão da culpa e as autorrecriminações derivadas do Supereu – como já mencionado. É como se um fantasma o assombrasse permanentemente, promovendo um colapso das peças que movem o tabuleiro psíquico e, por mais que ele queira, o indivíduo melancólico não consegue enxergar sentido na razão de seu abatimento. Tal característica marca o relato de Styron:

> Acho que jamais saberei o que provocou a minha depressão, como ninguém jamais saberá a causa da sua. *Provavelmente essa impossibilidade nunca será vencida, dada a complexidade dos fatores combinados dos processos químicos anormais, comportamentais e genéticos. É evidente que estão envolvidos* múltiplos componentes – *uns três ou quatro, provavelmente mais, em inimagináveis permutações. Por isso a grande falácia sobre o suicídio está na crença de que existe uma única resposta imediata – ou talvez uma combinação de respostas – para os motivos que levam ao ato. (Styron, 1991, p. 45, grifo meu)*

Nesse sentido, temos a sensação de que o depressivo vaga a esmo em um labirinto repleto de abismos sem jamais encontrar a saída. Styron afirma que: "Para descobrir por que uma pessoa mergulha na espiral descendente da depressão, devemos procurar além da crise visível – e mesmo assim *encontraremos apenas uma conjetura sensata*" (Styron, 1991, p. 46, grifo meu). Aqui o relato autobiográfico se cruza com a premissa freudiana, ou seja, não sabemos o que arrebata a alma do sujeito melancólico – tal como ele próprio.

O que chama a atenção de Freud e, ao mesmo tempo, lança alguma luz sobre essa problemática incógnita é a presença intensa de autorrecriminações realizadas pelo melancólico. Vejamos:

> *Se escutamos pacientemente as múltiplas autoacusações do melancólico, não conseguimos no final conter a impressão de que as mais violentas entre elas frequentemente se adéquam muito pouco à sua própria pessoa, mas que, com ligeiras modificações, podem ser adequadas para outra pessoa que o doente ama, amou ou devia amar. [...] Assim, temos na mão a chave do quadro clínico, no qual reconhecemos autorrecriminações como recriminações contra um objeto de amor, a partir do qual se voltaram para o próprio Eu.*
>
> *A mulher que, em voz alta, lamenta que seu marido esteja ligado a uma mulher tão incapaz quer, na verdade, queixar-se da incapacidade do marido, não importa em que sentido esta possa ser entendida. (Freud, 1917/2016, pp. 105-106)*

Para Freud, as autorrecriminações do melancólico são ataques dirigidos ao objeto de amor perdido que retornam impiedosamente para o próprio Eu. O nosso autor pontua que os melancólicos não são humildes, nem submissos, mas agem sempre como alvo de grandes injustiças. "Tudo isso só é possível porque as reações de sua conduta provêm sempre da constelação psíquica da revolta, que depois, em decorrência de um determinado processo, foi transportada para a contrição melancólica" (Freud, 1917/2016, p. 106).

Estruturalmente falando, podemos pensar que houve, sim, a autêntica ligação da libido a uma determinada pessoa (ou objeto). Entretanto, "em consequência de uma *ofensa real* ou de uma *decepção* causada pela pessoa amada, sobreveio um abalo dessa relação de objeto" (Freud, 1917/2016, p. 106). O resultado dessa perda ou desilusão não foi uma saída normal, ou seja, da retirada da libido desse objeto e seu deslocamento para um novo – vista na famosa expressão "vida que segue". O investimento objetal se mostra insuficiente ou incapaz de ser realizado e, por isso, a libido que fica livre e suspensa retorna para o Eu. "Lá, no entanto, ela não encontrou uma utilidade qualquer, mas serviu para estabelecer uma *identificação* do Eu com o objeto abandonado. *A sombra do objeto caiu sobre o Eu* [...]." (Freud, 1917/2016, p. 107, grifo meu).

Assim, a perda da pessoa – ou do ideal – amada se transforma na perda do próprio Eu. O conflito entre o Eu e a pessoa amada se converte, por sua vez, em uma cisão entre a instância crítica do Eu e o Eu que foi modificado pelo mecanismo de identificação. "*A identificação narcísica* com o objeto se torna, então, o substituto do investimento amoroso, o que tem como resultado que a ligação amorosa, apesar do conflito com a pessoa amada, não precise ser abandonada" (Freud, 1917/2016, p. 107, grifo meu). O objeto perdido permanece vivo dentro do psiquismo não mais como uma lembrança boa, mas, sim, como uma assombração, que coloniza, enfraquece, culpa e paralisa.

Alguns dos maiores compositores da MPB souberam expressar a lógica freudiana com maestria:

> *Assim como o oceano*
> *Só é belo com luar*
> *Assim como a canção*
> *Só tem razão se se cantar*
> *Assim como uma nuvem*
> *Só acontece se chover*
> *Assim como o poeta*
> *Só é grande se sofrer*
> *Assim como viver*
> *Sem ter amor não é viver*
> *Não há você sem mim*
> *Eu não existo sem você*
> *(Letra da música "Eu não existo sem você", de Tom Jobim e Vinicius de Moraes)*

Enquanto redigia esta parte do capítulo, lembrei de um fragmento de um conto publicado por J. K. Rowling (2008), no livro *Os contos de Beedle, o Bardo*, em que ela relata a trajetória de três irmãos que queriam vencer a Morte. Um desses irmãos, após desafiar a figura sombria e misteriosa da Morte e, ainda assim, sair vencedor, pediu-lhe uma pedra que fosse capaz de ressuscitar os mortos. A Morte, humilhada pela derrota, deu-lhe, então, tal pedra. Empolgado, ele correu para a sua casa, onde vivia sozinho e deprimido. Ali, tomou a pedra que tinha o poder de ressuscitar os mortos e virou-a três vezes na palma de sua mão. Para a sua surpresa (e alegria), "a figura de uma moça que tivera esperança de desposar antes de sua morte precoce surgiu instantaneamente diante dele" (Rowling, 2008, p. 92, tradução nossa). Contudo, ela estava triste e fria, como que separada dele por um véu. Embora tivesse retornado ao mundo dos mortais, seu lugar não era ali, e ela sofria. Diante disso, enlouquecido pelo desesperado desejo de ter a amada viva, o homem se suicidou na esperança de se juntar a ela. Assim, a Morte levou o segundo irmão e, com isso, fez-se vitoriosa.

O conto ilustra, de modo metafórico, o que ocorre quando a *sombra do objeto recai sobre o Eu*. Ou seja, por causa de nossa identificação narcísica com o objeto perdido, o luto nunca é superado. Essa posição nos faz buscar incessantemente o retorno daquilo que perdemos, mas em vão, pois o resto do objeto que habita em nós e toma conta do nosso Eu nada mais é do que um fantasma gélido e assombroso – tal como a amada do irmão do conto. É justamente essa identificação narcísica que impossibilita o melancólico de seguir adiante. Dominado pela ausência, pela falta, esse indivíduo paralisa sua vida ou, em extremos, cede aos desejos mortais que culminam no ato suicida (ver Cassorla, 2017).

De outro ponto de vista, é bastante comum reproduzir, inconscientemente, o comportamento e os costumes de alguém amado que já se foi. Com esse gesto, também pode existir o desejo latente (ou confesso) de cumprir o que o outro deixou inacabado – uma missão de continuidade. Por exemplo, vou viver e lutar diariamente, já que o meu ente querido morreu por uma doença fulminante que interrompeu, de modo inesperado, o seu fluxo de vida – pensa o enlutado. Assumimos essas posições quando perdemos um objeto amado – o que não deixa de ser uma identificação narcísica, porém saudável. Essa atitude demonstra uma estratégia de manter vivo aquilo que perdemos (seja para a morte, seja para o término).

Isso não implica um fim, mas uma continuidade que perdura pela memória, pela lembrança e pelos atos que afagam o coração e acalentam a dor da ausência. Isso é saudável e, também, necessário.

O verdadeiro fim está implicado quando recusamos o término do que já acabou; quando somos atravessados pelas sombras dos objetos de modo fantasmagórico. A essa altura do campeonato, já não tem mais graça acordar para batalhar, o fulgor do cotidiano perde a sua luz, a magia da arte não mais enfeitiça os nossos sentidos e os pequenos detalhes da vida simplesmente desbotam. Viver passa a ser uma tarefa penosa, pois o véu que encobre as relações vitais deixa de ser tecido por Eros e passa a ser remendado por Tânatos. Isso, sim, é mortífero. Aqui, torna-se explícita a riqueza do pensamento freudiano ao escrever que *a sombra do objeto recai sobre o Eu*.

A recusa do fim se dá, a meu ver, quando você já não sabe mais se está dentro desse jogo insano que é a vida. Refiro-me ao momento em que somos tomados completamente pela inércia. Em que vivemos só por viver. Quando não existe mais a força pulsional de Eros – que liga, entrelaça e une. A real morte está centrada na *repetição* de uma posição paralisante de agonia e sofrimento. Essa repetição que consiste em girar a pedra da ressurreição para cair no vazio mortífero da ilusão. Aqui, a morte se revela vencedora e, neste cenário, a melancolia se instala como uma estrutura patológica. Cito, mais uma vez, uma passagem de Styron para ilustrar o que estou querendo dizer:

> *Perda em todas as suas manifestações é a pedra de toque da depressão – do progresso da doença e, provavelmente, da sua origem. Mais tarde, fui sendo, aos poucos, persuadido a aceitar o fato de que* uma perda devastadora da infância figurava como a origem primária da minha depressão, *mas antes disso, monitorando minha condição retrógrada, eu sentia perda a cada passo. A perda do amor-próprio é um sintoma famoso e todo meu senso do "eu" tinha desaparecido, junto com minha confiança*

em mim mesmo. A perda pode degenerar rapidamente em dependência, e da dependência passar para o medo infantil. Tememos a perda de todas as coisas, de todas as pessoas que nos cercam e a quem amamos. Ficar sozinho em casa, nem que fosse por um momento, me enchia de pânico e de angústia. (Styron, 1991, p. 62, grifo meu)

Qual teria sido a maior perda da vida de Styron?

Além de "Luto e melancolia": outras contribuições de Freud para pensarmos a depressão

Neste ponto do texto, antes de responder à questão levantada anteriormente, considero essencial mergulharmos em outros ensaios freudianos, procurando pistas que possam, talvez, lançar alguma luz sobre os adoecimentos depressivos de nosso tempo. Longe de esgotar a temática, irei apenas propor algumas ideias que podem ser abstraídas a partir da genialidade de Freud, levando em consideração a dimensão oceânica de seu arcabouço teórico. Vale lembrar que as considerações feitas aqui partem de uma leitura pessoal minha e de modo algum tenho o objetivo de promover essa interpretação como única e verdadeira. São apenas suposições que a clínica me ensinou e nas quais a obra de Styron me fez pensar.

Isso posto, vamos então para 1920, ano em que Freud irá publicar um de seus textos mais polêmicos: "Além do princípio do prazer",[15]

---

15 Sabina Spielrein frequentou a Sociedade Psicanalítica de Viena entre outubro de 1911 e março de 1912. Em 29 de novembro de 1911, ela profere a conferência "Sobre a transformação", na qual apresenta uma parte do artigo "A destruição como origem do devir", publicado em 1912. Nele, a autora já esboça a noção de uma possível pulsão destrutiva responsável pelo controle de nosso psiquismo.

apresentando à comunidade psicanalítica o controverso conceito de "pulsão de morte".[16] Nesse ensaio cabal da história da psicanálise, o nosso autor assinala que suas percepções clínicas apontaram que não apenas o princípio do prazer rege o nosso aparelho psíquico, mas algo além promove uma repetição e nem sempre essa repetição é prazerosa, ou seja, Freud descobre que existe uma satisfação em reproduzir a dor, acompanhada da busca defensiva pelo retorno ao inorgânico, ao estado zero de tensão. Com isso, *habemus* uma nova dualidade pulsional: pulsão de vida *versus* pulsão de morte.

Viemos do barro e ao barro voltaremos – são as palavras encontradas em alguns escritos sagrados, como a Bíblia, por exemplo (Gênesis, 2:7). Quantas vezes, ao acordarmos, somos acometidos por aquela inércia que nos invalida e nos arrasta para a inércia do

---

Curiosamente, Freud faz apenas uma breve menção em uma nota de rodapé ao trabalho de Sabina, em "Além do princípio do prazer". Muitos críticos da obra freudiana dizem que esse texto, bastante especulativo, só foi criado por causa do contexto pessoal da vida de Sigmund Freud. Entre os acontecimentos que atravessaram o autor, estavam: o término recente da Primeira Guerra Mundial; o suicídio do psicanalista Tausk, que escandalizou o meio analítico; o câncer terminal e o falecimento de Anton von Freund, personalidade responsável por apoiar a psicanálise financeiramente, além de ser um grande amigo pessoal de Freud; e, por fim, a morte de sua filha preferida, Sophie, levada brutalmente em cinco dias pela gripe espanhola, quando estava grávida de seu terceiro filho. Entre outras preocupações sombrias desse tempo, estava a de sua própria morte. Freud, porém, rebatia todos aqueles que pretendiam ver em sua ansiedade com o tema da finitude e nos acontecimentos trágicos da época, em particular o falecimento de Sophie, a razão de ele introduzir a noção de pulsão de morte. Para prevenir esse tipo de objeção, ele pediu a Eitingon que testemunhasse que a redação da obra já estava na metade em 1919, quase um ano antes da morte de Sophie (para mais detalhes, recomendo a leitura da edição especial bilíngue de "Além do princípio do prazer", publicada pela editora Autêntica em 2020).

16 Vale lembrar, neste aspecto, que, enquanto esse conceito foi muito utilizado e explorado na obra de autores como Melanie Klein e Jacques Lacan, ele também foi totalmente ignorado ou sequer trabalhado por autores como D. W. Winnicott – essa postura altera completamente o modo de se praticar a clínica e compreender os fenômenos psíquicos.

sedentarismo? Quantos momentos, ao enfrentarmos um desagrado na vida, temos o desejo de desistir de tudo e simplesmente voltarmos correndo ao interior aconchegante do útero de nossas mães? Quem nunca se deitou em posição fetal diante de uma dolorosa e árdua dificuldade?

A questão é que não estamos bem o tempo todo e nem devemos estar – apesar das imposições culturais de bem-estar e felicidade constante. É normal que, perante alguns episódios espinhosos, o nosso aparelho psíquico busque regredir ao estado inorgânico, ao nada, à nossa origem ou, como propõe a Bíblia, *ao barro*. Para Freud, é algo que não depende apenas dos fatores externos, mas, sim, de uma tendência constitucional. Em outro artigo posterior, de 1924, intitulado "O problema econômico do masoquismo", o mestre de Viena discute uma questão de ordem metapsicológica: *como entender a tendência masoquista do ser humano na vida libidinal se o aparelho psíquico evita o desprazer e visa obter o prazer?* Acompanhemos o autor:

> *Se estivermos dispostos a tolerar alguma imprecisão, podemos dizer que a pulsão de morte atuante no organismo – o sadismo originário [*Ursadismus*] seria idêntica ao masoquismo. Depois que sua parcela principal foi deslocada para fora, na direção dos objetos,* permanece no interior, como resíduo, o verdadeiro masoquismo erógeno, que, por um lado, tornou-se um componente da libido, e, por outro, ainda toma o próprio ser como objeto. *(Freud, 1924/2016, p. 293, grifo meu)*

O fato novo e digno de destaque, apresentado no artigo de 1920, é que "[...] a compulsão à repetição também traz de volta aquelas experiências do passado que *não contêm nenhuma possibilidade de prazer* e que mesmo naquela época não puderam ser satisfações, nem mesmo de moções pulsionais recalcadas desde então" (Freud, 1920/2020, p. 91, grifo meu). Freud conclui que a compulsão à repetição é uma característica universal das pulsões. Uma pulsão, diz ele,

> seria uma pressão inerente ao orgânico animado para estabelecer um estado anterior, *pressão que esse ser animado precisou abandonar sob a influência de forças perturbadoras externas; ela seria uma espécie de elasticidade orgânica ou, se preferir, a manifestação da inércia na vida orgânica. (Freud, 1920/2020, p. 131)*

O estado anterior ao qual a pulsão aspiraria regressar seria aquele de ausência de estímulos, ou seja, o inanimado, o que evidencia o caráter letal da pulsão.

Para realizar tal afirmação, Freud se ancora em dois pilares: as neuroses traumáticas (de guerra) e o brincar das crianças. Sua observação mostrou que os sonhos dos pacientes que sobreviveram aos horrores da Primeira Guerra tinham a particularidade de reproduzir a situação traumática de modo recorrente – os sons dos bombardeios; a sensação de sufocamento pela queda das trincheiras; os gritos agonizantes dos feridos; as imagens de corpos despedaçados etc. Esse fenômeno contradizia a teoria clássica da psicanálise, segundo a qual o sonho seria a realização de um grande desejo. O segundo pilar, o brincar infantil, partiu da observação de Freud feita junto a seu neto de dezoito meses, que parecia não sofrer pela ausência da mãe. Nesses momentos, em vez de chorar, o menininho pegava um carretel amarrado a um barbante e atirava-o para fora do berço, dizendo "*o-o-o-o*", quando o arremessava e "*a-a-a-a-a*", quando puxava para perto de si. No entender de Freud, o menino estava dizendo duas palavras em alemão: *fort* e *da*, que significam, respectivamente, "foi embora" e "aqui está". A partir disso, Freud cogitou que esse jogo tinha o significado de fazer a mãe desaparecer e reaparecer. Assim, a experiência de abandono que o bebê sofria passivamente, por meio do seu brincar, ele transformava o seu pesar ativamente. O nosso autor, portanto, afirma que se pode considerar que o jogo da criança tem como função possibilitar, de modo repetitivo, as experiências que a marcaram, a fim de controlar a situação emocional. Logo, a repetição pode levar à perlaboração – mas nem sempre é tão fácil. O brincar, para Freud, significa um prazer em repetir, porém, como a repetição também ocorre para nos trazer situações indesejadas, ela pode promover um gozo pela via da dor e do sofrimento – como nos pacientes traumatizados pela guerra, por exemplo. Estavam, assim, unidos os dois pontos de investigação do mestre de Viena.

Em outros termos, Freud descobriu que muitas circunstâncias indesejadas e situações afetivas penosas são repetidas e revividas com grande habilidade pelo neurótico em transferência, na clínica e na vida cotidiana. A repetição dos mesmos erros; a permanência em relacionamentos abusivos e humilhantes; o prazer em permanecer isolado socialmente do resto do mundo, por mais que essa solidão nos soe terrivelmente assustadora – todas essas atitudes são exemplos de comportamentos repetitivos que nos remetem ao desprazer, mas que, paradoxalmente, promovem uma satisfação e, por isso, agem numa espécie de círculo vicioso.

A teoria da pulsão de morte, portanto, aliada aos pressupostos de "Luto e melancolia", nos auxilia a clarear certos fenômenos presentes na patologia depressiva, que o texto de 1917, por si só, não dá conta. Pois, se há algum prazer no comportamento paralisante que é produto do processo de identificação com o objeto perdido, esse retorno ao inorgânico poderia, então, explicar parte do funcionamento desvitalizante do indivíduo depressivo. Cito Freud:

> *Que tenhamos reconhecido como sendo a tendência dominante da vida anímica, talvez da vida nervosa em geral,* o anseio por reduzir, manter constante e anular a tensão interna de estímulos *(O princípio de Nirvana, segundo a expressão de Barbara Low), tal como ela encontra expressão no princípio de prazer, eis aqui um de nossos motivos mais fortes para acreditar na existência das pulsões de morte. (Freud, 1920/2020, p. 183, grifo meu)*

Como vimos, o deprimido encontra um prazer neste estado de paralisação; ele obtém um gozo satisfatório com a sua inércia. Nesse sentido, o próprio Freud irá afirmar que "tudo que é vivo morre por razões internas, retorna ao inorgânico, então só nos resta dizer: *A meta de toda vida é a morte*, e, remontando ao passado. *O inanimado esteve aqui antes do vivo*" (Freud, 1920/2020, p. 137). A raiz substancial do "Além do princípio do prazer" é justamente isso: este retorno ao estado de inércia que é paralisante, mas, simultaneamente, prazeroso; indo além da satisfação, na busca insaciável pela diminuição de tensão, pela constância, até alcançar o estágio zero. Acompanhemos mais uma passagem do relato de Styron:

> *Eu tinha chegado à fase da doença na qual desaparece toda e qualquer esperança, bem como toda a ideia de futuro. [...] As manhãs agora eram más também, horas de letargia depois do sono sintético, mas as tardes continuavam a ser a pior parte do dia, a partir mais ou menos das três horas, quando eu sentia o horror, como uma névoa venenosa, cobrir a minha mente, obrigando-me a ir para a cama. Ficava deitado durante umas seis horas, entorpecido, praticamente paralisado, olhando para o teto e esperando por aquele momento, no começo da noite,*

> *quando, misteriosamente, a crucificação se abrandava o suficiente para que eu pudesse comer alguma coisa e depois como um autômato, tentar uma ou duas horas de sono outra vez. (Styron, 1991, p. 64)*

A pulsão de morte, na sua forma mais pura, é silenciosa, esconde-se nas esquinas de nosso psiquismo, estando à espreita para agir, mesmo que de modo discreto. Quando ganha forças, paralisa o sujeito e promove a inércia característica da estrutura melancólica. Ainda é comum a compreensão de que a pulsão de morte é sempre uma força motriz destrutiva – principalmente se levarmos em conta a leitura realizada pela linhagem kleiniana (e pós-kleinianos). Essa, porém, é uma intepretação equivocada do pensamento freudiano, pois em "Além do princípio do prazer" Freud irá nos dizer que a pulsão de morte só se torna agressiva quando aliada a Eros. Explico melhor: por meio dessa ligação com as pulsões eróticas (de vida), a pulsão de morte ganha potência, podendo ser defletida para fora, produzindo o sadismo – dirige-se ao outro, ao objeto.[17] Muito embora ela também possa se unir a Eros e se direcionar ao próprio Eu, formando, então, o que conhecemos como o masoquismo. Retornando ao texto "O problema econômico do masoquismo", de 1924, Freud nos dirá:

> *Nos seres vivos (pluricelulares), a libido se enfrenta com a pulsão de morte ou de destruição neles dominante, que procura desintegrar esse ser celular e levar cada um dos*

---

17 Já em "As pulsões e seus destinos", de 1915, o ódio aparece como um elemento qualitativamente distinto do amor, surgindo de uma raiz diferente deste. É exatamente daí que Freud retoma a sua investigação: "Não é de hoje que reconhecemos um componente sádico da pulsão sexual; como sabemos, ele pode tornar-se autônomo e, como perversão, dominar inteiramente o anseio sexual da pessoa" (Freud, 1920/2020, p. 177).

> *organismos elementares ao estado de estabilidade inorgânica (mesmo que esta seja apenas relativa). [...] Uma parte dessa pulsão é colocada diretamente a serviço da função sexual, onde tem um papel importante a desempenhar. Este é o sadismo propriamente dito. Uma outra parte não compartilha dessa transposição para fora; ela permanece no organismo e lá é ligada libidinalmente, com a ajuda da coexcitação sexual mencionada; é nessa parte que temos de identificar o masoquismo erógeno originário. (Freud, 1924/2016, pp. 292-293)*

"O masoquismo erógeno não é mais, então, do que uma parcela do composto pulsões de vida/pulsões de morte, idêntica em sua natureza ao sadismo, dele diferindo apenas por sua orientação por assim dizer 'geográfica'" (Mezan, 2006, p. 496). Tanto no sadismo quanto no masoquismo, temos a combinação de Eros com Tânatos, o que muda, entretanto, é o seu posicionamento geográfico, como nos aponta Mezan. No primeiro mecanismo, o alvo será o objeto e, no segundo, o alvo será o Eu. Sozinha, a pulsão busca o inorgânico, o estado zero de tensão, e não a destruição, como alguns autores que se dispõem a falar de Freud sugerem erroneamente.

A hipótese da junção das pulsões eróticas com a pulsão de morte é, ainda, reafirmada em outro escrito de nosso autor, anterior ao texto de 1924 (sobre o masoquismo). Trata-se do épico "O Eu e o Id", de 1923, já mencionado neste capítulo. Cito-o:

> *Sempre tornamos a comprovar que os impulsos instintuais*[18] *cuja pista podemos seguir revelam-se derivados de*

18 "Instintuais", aqui, ler como "pulsionais", e "instinto" como "pulsão" – para sermos fiéis ao pensamento freudiano. Como se trata de uma citação direta, mantive conforme a versão traduzida citada.

> *Eros. Não fossem as considerações apresentadas em* Além do princípio do prazer *e, por fim, as contribuições sádicas a Eros, teríamos dificuldade em manter a concepção dualista fundamental. Mas, tendo que adotá-la, somos levados* à impressão de que os instintos de morte são mudos essencialmente, e de que o fragor da vida parte geralmente de Eros. *(Freud, 1923/2011, p. 58, grifo meu)*

Esse caráter mudo, discreto e sutil da pulsão de morte freudiana é o que nos chama atenção nos quadros de depressão grave. Neles, a meu ver, ela emerge em sua forma mais pura e ataca sorrateiramente. Com isso, promove a total *desvitalização*, rescindindo vínculos e aniquilando as conexões libidinais. Quando o estímulo interno é demasiado e, aqui, podemos fazer uma conexão com "Luto e melancolia" (1917), ou seja, quando o fantasma do objeto recai sobre o Eu e o assusta, o consome e o culpabiliza, por meio de uma estrutura superegoica torturante, a pulsão de morte entra em cena, paralisando o psiquismo, impulsionada pela busca ao inorgânico e pelo estado zero de tensão – um fenômeno que ocorre de dentro para fora, de acordo com a teoria especulativa de Freud. Isso, certamente, impossibilita o indivíduo deprimido de seguir adiante, o torna inválido, o incapacita e, desse modo, o posiciona na contramão das exigências culturais do neoliberalismo – não à toa, assistimos ao elevado e crescente número de afastamentos do trabalho em razão desse estado psicopatológico.

Essa posição mortífera e desvitalizante pode ser acentuada pelo uso de drogas ilícitas, álcool e doses descomunais de psicotrópicos, anestesiando por completo o indivíduo da realidade externa. Esse arranjo provisório garante apenas uma sobrevida e oferece ao depressivo migalhas de vitalidade que só se sustentam pela ausência do próprio Eu, que, não obstante, nega a se defrontar com o seu inerente vazio (afinal, *não seria a vida uma grande preparação para a morte?* – nos disse Freud). Por que temos tanto medo de vasculhar as esquinas onde, supostamente, se esconde a traiçoeira pulsão mortal? O vazio obviamente nos assusta, ao mesmo tempo que nos remete à verdade, ou seja, à essência mais pura de nossa própria constituição psíquica.[19] Não é raro observarmos o quanto nos preenchemos de estímulos diários na busca incessante de evitar o confronto com essa *entidade* letal.

Fazendo uma analogia bastante metafórica, no filme *O exorcismo de Emily Rose*,[20] de 2005, Emily, uma jovem de 20 e poucos anos, perde suas forças para lutar contra a potência contundente do Demônio, justamente porque o psiquiatra lhe receitara doses cavalares de medicações. Os remédios amortecem o seu psiquismo, enquanto os demônios que a possuem conseguem, de vez, sobrepujar o seu corpo e a sua mente, arrastando-a para a ruína. Deixo em evidência, todavia, que não condeno em absoluto o uso dos psicotrópicos, muito embora sua prescrição deva ser feita com responsabilidade e ética, sem promover a perda da vida subjetiva do paciente e, por conseguinte, o detrimento do Eu pela via entorpecente, alienante.

Caminhando com o filme, chega um momento decisivo em que Emily desiste, por conta própria, de continuar travando sua batalha contra os demônios que a atormentam. Ela simplesmente se entrega a eles e abraça o seu destino final: *a morte*. Seria este, então, o efeito possessivo da pulsão de morte que, silenciosa e aliada aos recursos entorpecentes, incapacitaria o indivíduo de lutar contra os espectros da vida? Seria ela a responsável pela desistência do próprio Eu? Provocações, apenas.

---

19 De acordo com Freud, não somos constituídos pela eterna dualidade pulsão de vida *versus* pulsão de morte?

20 Direção de Scott Derrickson.

No entanto, retornando ao tema central da ausência de conflito imposta no psiquismo pela ação da pulsão de morte, o retorno ao inorgânico pode ser compreendido, sob essa ótica, como o retorno a um "vazio" em prol de um novo preenchimento ou o estabelecimento de processos regressivos, rumo ao estado de dispersão para produzir, assim, uma nova remodelação ou organização. Ademais, para começarmos a construção de uma nova casa, precisamos derrubar as partes da antiga, mantendo, ou não, o seu alicerce. Encarado como um processo de ruptura da ordem, de ruptura com o que foi estabelecido por meio das identificações narcísicas (*a sombra do objeto*), a regressão ao vazio nunca é absoluta, algo sempre restará deste retorno, desta dolorosa ida ao purgatório. Desses restos dispersos, encontros e acontecimentos originais se estruturam, mesmo que não se trate de uma nova posição subjetiva, pois algo da identidade e do mesmo sempre resiste do retorno ao inorgânico – afinal, por meio desse percurso, estaremos diante de nossos próprios escombros e é comum que ainda carreguemos alguns destroços (Rodrigues & Gondar, 2018).

Disso se depreende que a pulsão de morte impede a cristalização dos contornos constituídos pelas uniões mantidas por Eros, de maneira conservadora, fixa e eterna. Ou seja, a importância da pulsão de morte consiste exatamente em *desfazer* a conexão dos elos identificatórios com o objeto perdido, abrindo um espaço para uma possível perlaboração, na medida em que o indivíduo se distancia dos restos fantasmagóricos daquilo que se perdeu. Diante da ausência de satisfação e da ausência do objeto amado é que poderão ter início os processos de representação e pensamento. "Essa recusa da permanência e a força renovadora indicam uma positividade da negatividade da pulsão de morte, pois se trata da negatividade como ação criadora: *ao negar a natureza é que o homem a destrói e a transforma, produzindo o novo*" (Rodrigues & Gondar, 2018, p. 253, grifo meu).

Já paramos para pensar em quantas vezes somos tomados por uma sensação de extrema inércia e procrastinação? A rotina louca de trabalho, estudos e obrigações nos esgota e, em certo momento, esse cansaço precisa ser sentido. Trata-se daqueles períodos em que nos permitimos ficar esparramados no sofá ou na cama sem desejar fazer qualquer coisa; refletindo sobre algumas questões ou simplesmente vagando no vazio de nossos pensamentos. Esse contato com o nada, por mais que soe paradoxal, pode ser bastante enriquecedor. É comum sairmos desse estado muito mais animados e criativos; inspirados para produzir algo original ou movidos por um sentimento de transformação que faz girar a engrenagem da vida. O excesso de vitalidade, ainda mais quando voltado unicamente à produtividade, não permite espaço para a criação, pois tudo se mantém excessivamente preenchido. Apreciar a riqueza do ócio expressa um dos maiores exemplos de reconhecer (e assumir) as nossas forças pulsionais. Seria um gesto de respeito para si próprio – que a psicanálise nos ensina desde o século passado. É preciso, portanto, retornar aos mares abissais, onde não há vida, ou, quando muito, uma vida primitiva e arcaica – como constatamos, de fato, nas profundezas dos oceanos. Com esse retorno, podemos desconstruir e questionar as próprias representações de mundo e de ideais. Essa atitude possibilita a atribuição de outros significados à vida, às dores e, sobretudo, ao pesar.

Esse momento de desprendimento e perlaboração ocorre, a meu ver, na ocasião em que Styron ouve um trecho da *Rapsódia para Contralto* de Brahms e se recorda de todos os momentos felizes que passou com a sua mãe – aqui, ele mergulha nas profundezas oceânicas do inconsciente. Ela costumava entoar esta belíssima canção para ele quando era pequeno. Styron perdeu a sua mãe aos 13 anos de idade, num momento crucial de sua vida. Essa perda, talvez, nunca pôde ser ressignificada, deixando um vazio que foi fatalmente preenchido pela violência destrutiva da *sombra do objeto que caiu sobre o Eu* e, igualmente, Styron foi atormentado a vida toda pelos restos tenebrosos de uma lesão que nunca cicatrizou.[21]

Também considero que o suporte que recebeu dos amigos e a assistência que teve no hospital psiquiátrico em que passou um tempo internado liberaram a abertura de um cenário novo, composto por novas identificações estruturantes, iluminando as lacunas obscuras derivadas da permanência sombria do objeto perdido (a figura da mãe amada). Aos poucos, a pulsão de morte paralisante cedeu lugar à transformação psíquica. Esse contexto, gradativamente, abriu uma rota de acesso a Eros, responsável por ligar o fio que nos une e nos mantém em pé, enquanto as Moiras cuidam, na surdina, da dinâmica roda de tear que conduz as tramas de nossa vida. Nas palavras do autor:

> *[...] Pois, na verdade, o hospital foi a minha salvação e paradoxalmente, foi naquele lugar austero, com portas gradeadas e trancadas e tristonhos corredores verdes – ambulâncias gritando noite e dia, dez andares abaixo – que encontrei o repouso, o amainar da tempestade no meu cérebro, que não consegui encontrar na minha tranquila casa de fazenda. (Styron, 1991, p. 74)*

O ambiente hospitalar permitiu a Styron uma imersão em seus próprios abismos – oportunidade que nem mesmo a sua casa de campo foi capaz de lhe oferecer. Nos corredores hospitalares, o autor se deparou com os espectros de sua pulsão de morte, os mais íntimos e ameaçadores. Essa ida ao vazio também possibilitou ao autor recolher os seus cacos e se juntar em um inteiro, mesmo com as marcas dos remendos que a vida lhe deixou. Reside aí, portanto,

---

21 Aqui temos um gancho para compreender Styron como um sujeito melancólico da teoria freudiana.

a capacidade de encarar a parte mais sombria de nós mesmos – uma tarefa nada fácil, diga-se de passagem. "Na minha opinião, o que me curou realmente foi o isolamento e o tempo" (Styron, 1991, p. 75), admite William.

Penso, absolutamente, que a psicanálise não possa e não seja capaz de explicar tudo. Aliás, essa nunca foi a pretensão de Freud. No entanto, enquanto escrevia este texto e revisitava os fundamentos centrais do arcabouço freudiano, me dei conta do quanto o seu pensamento é atual, vivo e se faz urgente à nossa clínica. Finalizo este capítulo com um último recorte do texto de Styron:

> *Para aqueles que viveram no bosque tenebroso da depressão, e conheceram sua agonia indescritível, a volta do abismo é muito diferente da ascensão do poeta, subindo e subindo, deixando as profundezas negras do inferno para chegar ao que ele via como "o mundo cheio de luz". Aí, quem recuperou a saúde quase sempre recupera a capacidade para a serenidade e a alegria, e isso deve ser indenização suficiente por ter suportado o desespero além do desespero. (Styron, 1991, p. 91)*

Referências

Andresen, S. M. B. (2018). *Coral e outros poemas*. São Paulo: Companhia das Letras.

Aristóteles. (1998). *O homem de gênio e a melancolia: o problema XXX*. Rio de Janeiro: Lacerda.

Bleuler, E. (1983). *Psiquiatria*. Rio de Janeiro: Guanabara Koogan.

Cassorla, R. (2017). *Suicídio: fatores inconscientes e aspectos socioculturais: uma introdução*. São Paulo: Blucher.

Debord, G. (1992). *La Société du spectacle.* Paris: Editions Gallimard.

Dunker, C. (2021). *Uma biografia da depressão.* São Paulo: Planeta.

Freud, S. (1914). Introdução ao narcisismo. In *Obras completas*, vol. 12. São Paulo: Companhia das Letras, 2010.

Freud, S. (1915). *As pulsões e seus destinos. Obras incompletas de Sigmund Freud* (edição bilíngue). Belo Horizonte: Autêntica, 2017.

Freud, S. (1915). Considerações contemporâneas sobre a guerra e a morte. In *Cultura, sociedade e religião. Obras incompletas de Sigmund Freud.* Belo Horizonte: Autêntica, 2020.

Freud, S. (1916). A transitoriedade. In *Obras completas*, vol. 12. São Paulo: Companhia das Letras, 2010.

Freud, S. (1917). Luto e melancolia. In *Neurose, psicose, perversão. Obras incompletas de Sigmund Freud*, vol. 5. Belo Horizonte: Autêntica, 2016.

Freud, S. (1920). *Além do princípio do prazer. Obras incompletas de Sigmund Freud* (edição bilíngue). Belo Horizonte: Autêntica, 2020.

Freud, S. (1923). O Eu e o Id. In *Obras completas*, vol. 16. São Paulo: Companhia das Letras, 2011.

Freud, S. (1924). O problema econômico do masoquismo. In *Neurose, psicose, perversão. Obras incompletas de Sigmund Freud*, vol. 5. Belo Horizonte: Autêntica, 2016.

Gay, P. (1988). *Freud: uma vida para o nosso tempo.* São Paulo: Companhia das Letras.

Green, A. (1988). *Narcisismo de vida, narcisismo de morte.* São Paulo: Escuta.

Hirschmüller, A. (1978). *Josef Breuer*. Paris: PUF.

Jaspers, K. (1946). Psicopatologia general. Buenos Aires: Beta, 1975.

Kehl, M. R. (2015). *O tempo e o cão: a atualidade das depressões*. São Paulo: Boitempo.

Lispector, C. (2016). *Todos os contos*. (org. Benjamin Moser). Rio de Janeiro: Rocco.

Mezan, R. (2006). *Freud, pensador de cultura*. São Paulo: Companhia das Letras.

Quinodoz, J.-M. (2007). *Ler Freud: guia de leitura da obra de S. Freud*. Porto Alegre: Artmed.

Rodrigues, A. A. & Gondar, J. (2018). Elementos para repensar a sublimação: pulsão de morte e plasticidade psíquica. *Tempo psicanalítico*, *50*(1), pp. 236-257.

Roudinesco, E. (2016). *Sigmund Freud na sua época e em nosso tempo*. Rio de Janeiro: Zahar.

Roudinesco, E. & Plon, M. (1998). *Dicionário de psicanálise*. Rio de Janeiro: Zahar.

Rowling, J. K. (2008). *The tales of Beedle the Bard*. London: Lumus.

Safatle, V., Silva Junior, N. & Dunker, C. (2020). *Neoliberalismo como gestão do sofrimento psíquico*. Belo Horizonte: Autêntica.

Styron, W. (1991). *Perto das trevas*. Rio de Janeiro: Rocco.

2. Sándor Ferenczi e William Styron: a ética do cuidado e seus efeitos na depressão

Alexandre Patricio de Almeida[1]

Paula Regina Peron

Como pensar a depressão com Ferenczi?

As teorias desenvolvidas por Sándor Ferenczi (1873-1933) apresentam diversas riquezas *ao fazer* psicanalítico, questionando temáticas que começam desde a formação psicanalítica de sua época até chegar nas problematizações mais polêmicas lançadas a respeito da técnica e do

1 Durante o processo de escrita deste capítulo, a vida me surpreendeu de uma maneira bastante negativa: fui arrebatado pela perda da minha avó paterna, figura familiar que cuidou de mim enquanto os meus pais trabalhavam. Minha avó era daquelas que brincava comigo no chão de casa, inventava as histórias mais lindas e imagináveis que eu tive o prazer e a sorte de conhecer; uma pessoa iluminada que, simplesmente, dava contorno aos meus sonhos enquanto me envolvia em seu colo de amor e aconchego. Dedico a ela a produção deste texto. Obrigado, vó, por me fortalecer em vida, para que eu pudesse saber lidar com a sua morte. Agradeço imensamente o apoio que recebi dos meus pais, alunos, pacientes e familiares, que não me deixaram cair nas trevas do desamparo e me auxiliaram na travessia da tempestade, que resultou, por fim, na escrita deste texto. Agradeço, também, à prof[a]. Paula Regina Peron, por ter aceitado o convite de participar como coautora deste capítulo, preenchendo possíveis aberturas e inconsistências teóricas com o seu conhecimento, experiência e sabedoria.

manejo clínico. Entretanto, não há um ensaio dirigido exclusivamente ao tema da depressão, propriamente dito, embora ele comente manifestações depressivas e dos analisantes em vários artigos. A nossa tentativa aqui será delinear e percorrer a vasta obra ferencziana buscando respaldo teórico e clínico que possa nos orientar no percurso de investigação do estado de sofrimento psíquico relatado por William Styron em seu livro *Perto das trevas* (1991).

Grandes autores brasileiros já pensaram sobre essa provável articulação, como a psicanalista pioneira Teresa Pinheiro, em seu artigo "Trauma e melancolia", publicado na revista *Percurso* (n. 10, 1993), derivado de suas pesquisas.[2] Essa autora propõe que alguns dos efeitos do trauma nomeados por Ferenczi comporiam um quadro melancólico. Utilizaremos esta e outros autores como pontos de diálogo para o presente texto, embora não tomemos a hipótese de Pinheiro como base para pensar Styron.

Em nosso objeto de estudo – o texto de Styron (1991) –, o autor nos apresenta três declarações importantes logo de início, nas primeiras páginas de seu registro-livro. Citamos as passagens que pretendemos explorar:

> *Numa noite gelada de Paris, no fim de outubro de 1985, me dei conta pela primeira vez de que a luta que tratava com a perturbação da minha mente – uma luta que vinha acontecendo há meses – poderia ter um desfecho final. O momento da revelação foi quando o automóvel no qual eu estava entrou numa rua molhada de chuva, não muito distante dos Champs-Élysées e passou deslizando pelo luminoso do Hotel Washington. Não via esse hotel há quase trinta e cinco anos, desde a primavera de 1952,*

2 Para aprofundamento, ver Pinheiro (1995).

> *quando ele foi, por algumas noites, meu primeiro abrigo em Paris. [...] Com o passar dos anos o Washington foi praticamente varrido da minha lembrança. (Styron, 1991, pp. 11-12)*
>
> *[...] Com vinte e poucos anos, eu acabava de publicar meu primeiro romance e era uma celebridade, embora de baixo escalão, uma vez que poucos americanos em Paris tinham ouvido falar do meu livro, menos ainda o tinham lido. (Styron, 1991, p. 12)*
>
> *[...] Lembro-me de pensar que na manhã seguinte que eu deixasse Paris, a caminho de Nova York, seria definitivo. Abalou-me a certeza com que acolhi a ideia de nunca mais ver a França, bem como de nunca mais recapturar a lucidez que fugia de mim em uma velocidade assustadora. (Styron, 1991, p. 12)*

Styron estava hospedado em Paris para ser homenageado com o Prêmio Mundial Cino del Duca, em 1985, conferido anualmente a um artista ou cientista cujo trabalho ressoava temas ou princípios dotados de uma mensagem moderna de humanismo. O prêmio havia conquistado um espaço de enorme respeito na França, não só por seu ecletismo e cuidado na escolha dos agraciados, mas também pela generosidade envolvida no valor distribuído, que naquele ano foi de 25 mil dólares.[3] No entanto, a ocasião e o reconhecimento de seu trabalho pela sociedade francesa de nada adiantaram para impedir o seu adoecimento psíquico. Pelo contrário, a ida à França despertou em Styron memórias melancólicas trancafiadas, além da exposição pública poder representar uma violação de seu estado depressivo e desejo de recolhimento social. Nas palavras do autor:

---

3 Uma pesquisa rápida no Google nos mostrou que o prêmio paga, atualmente, o valor de 300 mil euros.

> *Em Paris, sei agora, eu estava no estágio crítico do desenvolvimento da doença, entre os primeiros sintomas vagos, no começo daquele verão e o ápice quase violento, em dezembro, que me levou ao hospital. Mais tarde tentarei descrever a evolução da doença, desde as primeiras origens até minha hospitalização e cura,* mas a viagem a Paris tornou-se um marco importante para mim. *(Styron, 1991, p. 15)*

Voltemos, então, às três passagens que selecionamos para abrir o texto. É perceptível que Styron revive lembranças dolorosas de sua juventude ao retornar à Paris. Por exemplo, o fato de, com o passar dos anos, ele ter apagado de sua memória a primeira vez em que se hospedara no Hotel Washington; o autor nos relata também que com vinte e poucos anos ele havia publicado o seu primeiro romance – *Um leito nas trevas*, no original *Lie down in darkness*, de 1951 – e já era considerado uma celebridade de sua época. Por fim, Styron confessa que desejou nunca mais ver a França, após a experiência traumática que vivenciara no momento da premiação e a sensação de mal-estar que sentira enquanto estivera hospedado por lá.

Neste ponto de sua história, recorreremos ao pensamento ferencziano, que apresentaremos resumidamente a seguir.

Revisitando a teoria do trauma em Ferenczi

As construções finais da teoria do trauma na obra de Ferenczi encontram-se, mais precisamente, em seus últimos escritos (Kupermann aponta a virada de 1928, quando Ferenczi "se tornaria crítico implacável" da clínica excessivamente interpretativa, compondo princípios para uma ética do cuidado), dos quais destacamos: *A adaptação da família à criança*, de 1927; *A criança mal acolhida e sua pulsão de morte*, de 1929; *Análises de crianças com adultos*, de 1931; *Confusão de língua entre os adultos e a criança*, de 1933; e, ainda, no artigo póstumo *Reflexões sobre o trauma*, de 1934.

Ferenczi elabora um enredo que terá como eixo central a violência sexual de um adulto sobre uma criança. A história poderia ser resumida assim: uma criança interage com um adulto numa linguagem lúdica, inocente, da ternura – como designa o próprio autor, sendo que a "ternura é aqui entendida não como ausência de sexualidade, mas como anterior à sexualidade genital" (Pinheiro, 1993, p. 52). O adulto, por sua vez, não reconhece a linguagem da ternura da criança e, deste modo, a toma como um semelhante, ou seja, compreende a interação da criança como da ordem da sedução, do genital, provocando uma confusão de línguas. Lemos em Ferenczi:

> *As seduções incestuosas produzem-se habitualmente assim: um adulto e uma criança amam-se; a criança tem fantasias lúdicas; como desempenhar um papel maternal em relação ao adulto. O jogo pode assumir uma forma erótica, mas conserva-se, porém, sempre no nível da ternura. Não é o que se passa com os adultos se tiverem tendências psicopatológicas [...]. Confundem as brincadeiras infantis com os desejos de uma pessoa que atingiu a maturidade sexual, e deixam-se arrastar para a prática de atos sexuais sem pensar nas consequências. (Ferenczi, 1933/2011, p. 116)*

Perante essa situação de violência, resta à criança uma única saída: sem ter forças para lutar contra a vontade do agressor, que, na maioria das vezes, pode ser um membro de sua família, ela se submete, então, às imposições de tais atos violentos, obedecendo ao desejo do agressor e esquecendo-se de si mesma; "*identificando-se totalmente com o agressor*" (Ferenczi, 1933/2011, p. 117). "Por identificação, digamos, por introjeção do agressor, este desaparece enquanto realidade exterior, e torna-se intrapsíquico [...]" (Ferenczi, 1933/2011, p. 117). Segundo o nosso autor, essa identificação, fomentada pelo mecanismo de introjeção, é produto da violência propriamente dita, e do fato de que o adulto agressor sentiria culpa após fazer mal à criança. Esse sentimento de culpa, negado pelo próprio adulto abusador, permaneceria introjetado no psiquismo da criança. Nas palavras de Ferenczi:

> *Se a criança se recupera de tal agressão, ficará sentindo, no entanto, uma enorme confusão; a bem dizer, já está dividida, ao mesmo tempo inocente e culpada, e sua confiança no testemunho de seus próprios sentidos está desfeita. Some-se a isso o comportamento grosseiro do adulto, ainda mais irritado e atormentado pelo remorso, o que torna a criança ainda mais profundamente consciente de sua falta e ainda mais envergonhada. Quase sempre, o agressor comporta-se como se nada tivesse acontecido e consola-se com a ideia: "Oh, é apenas uma criança, ainda não sabe nada dessas coisas e acabará esquecendo tudo isso". (Ferenczi, 1933/2011, p. 117)*

Diante desse cenário caótico dominado pelo abismo do desamparo, a criança desesperada por um lugar de abrigo e reconhecimento buscaria em outro adulto alguém que pudesse ser capaz de dar lugar e sentido ao acontecido. Esse adulto, em contrapartida, não suportando o relato da criança, *desmente-a*, exigindo de maneira radical que a história escutada não passe de uma fantasia infantil, fruto de sua imaginação (Pinheiro, 1993). Ferenczi, portanto, atribui ao *desmentido* (*Verleugnung*) o maior peso na instauração do trauma. O desmentido impossibilita a inscrição psíquica total ou parcial do evento traumático, podendo restar apenas uma lembrança sensorial marcada no corpo, vazia de sentido e de representação. "Trata-se de uma marcação inacessível, porém existente" (Pinheiro, 1993, p. 52). Na tentativa de sistematizar o pensamento de Ferenczi, Daniel Kupermann (2019) nos apresenta o seguinte resumo:

> *[...] a violação cometida pelo adulto* agressor *remete a criança ao* tempo do indizível, *primeiro tempo do trauma, que lhe provoca dor/angústia traumática; o gesto da criança em direção a outro adulto confiável capaz de auxiliá-la a simbolizar a* dor *promovida pela violação caracteriza o segundo tempo do trauma, o tempo do testemunho, decisivo para a consecução do evento; finalmente, a* Verleugnung *perpetrada pelo* segundo *adulto, que acarreta o fracasso do testemunho da criança, caracteriza o tempo do desmentido, completando o círculo vicioso da traumatogênese. A criança padece então da* agonia *insuportável e recorre à* desautorização *por meio da* identificação com seu agressor, *que promove a incorporação da culpa pela catástrofe sofrida, negando as evidências e contradizendo suas próprias percepções. (Kupermann, 2019, p. 65)*

Sobre a inscrição do trauma, Gondar (2017b) afirma: "Quando o fato real invade o plano psíquico – como no caso do abuso –, não é possível haver recalque, já que o ocorrido ultrapassa qualquer possibilidade de inscrição psíquica" (p. 95). Nessa situação, o Eu, então, se cinde em duas partes que não mantêm contato entre si: um Eu que sabe e um Eu que sente. Essas partes não entram em contato uma com a outra, não trocam, não se comunicam. O Eu que estabelece relações com o mundo permanece anestesiado – e, com isso, pode acabar amadurecendo rápido demais, como os frutos que amadurecem antes do tempo estimado, por causa das bicadas dos pássaros, figura usada por Ferenczi: "Pensa-se nos frutos que ficam maduros e saborosos depressa demais, quando o bico de um pássaro os fere, e na maturidade apressada de um fruto bichado" (Ferenczi, 1933/2011, p. 104). Já o Eu que sente permanece afastado do mundo externo, a fim de manter protegida a criança que fora psiquicamente destruída pela situação traumática. Essa clivagem é uma defesa do sujeito para não sucumbir à dor e à desorganização que lhe foram impostas de fora, forçadamente (Ferenczi, 1931). No movimento defensivo, "a criança, para se proteger, sai de si mesma, toma distância de si própria e de seu entorno, como se observasse tudo o que acontece de muito longe, 'lá de cima', 'como num filme'" (Gondar, 2017b, p. 95). No *Diário clínico* (1932), Ferenczi chama esta parte preservada, que cuida e observa, de Orpha, o que se parece bastante com esta descrição de Styron (1991):

> *Um fenômeno notado por muitas vítimas de profunda depressão é a sensação de estar acompanhado por um segundo eu – um observador fantasmagórico que, sem compartilhar a demência de seu sósia, pode assistir com curiosidade desapaixonada a luta do companheiro contra a desgraça iminente, ou sua decisão de abraçá-la. (p. 70)*

Voltemos ao enredo do livro *Perto das trevas*, em que Styron declara ter *deletado as memórias* de sua juventude, relacionadas à sua primeira hospedagem no Hotel Washington, em Paris. O retorno à cidade, anos depois, despertara uma parte que, talvez, estivesse clivada. William nada queria saber? Outro aspecto da história que nos chama a atenção: com vinte e poucos anos, Styron já era um escritor talentoso – algo bastante incomum para pessoas de sua idade. Podemos pressupor que a *parte que sabe* estava demasiadamente bem desenvolvida, a ponto de não se conectar com a *parte que sente*. Essa ausência do *sentir* poderia representar um Eu clivado pela vivência de uma suposta experiência traumática? Observemos o que nos conta o autor:

> *Terminei por me convencer de que a condição mórbida tinha origem nos meus primeiros anos de vida – no meu pai, que lutou contra o monstro durante grande parte da sua vida e que foi hospitalizado, quando eu era menino, depois de uma rápida descida em espiral que, em retrospecto, acho muito parecida com a minha. As raízes genéticas da depressão aparentemente estão agora acima de qualquer controvérsia. Porém, estou certo de que o fator mais importante foi a morte de minha mãe, quando eu tinha treze anos. Esse abalo, essa dor precoce – a morte ou desaparecimento de um progenitor, especialmente da mãe, antes da puberdade, ou durante essa fase da vida – aparece repetidamente na literatura sobre depressão* como um trauma que pode criar um caos emocional quase irreparável. *(Styron, 1991, pp. 86-87, grifo nosso)*

As palavras de Styron são bem claras e nos servem para pensar que não apenas um abuso sexual ou um episódio de violência precoce podem produzir o impacto de uma experiência traumática, mas também a perda de alguém querido e amado significa, no território psíquico, algo da ordem do indizível, do não representável e, por conseguinte, do traumático. Caminhamos com Ferenczi, trazendo algumas passagens de seu *Diário clínico* (1932):

> *Algo semelhante no caso seguinte: uma criança é atingida por uma agressão inevitável, consequência: ela "entrega sua alma" com a convicção de que esse abandono total de si mesma (desmaio) significa a morte. [...] Aquele que "entregou a alma" sobrevive, portanto, corporalmente à "morte" e começa a reviver com uma parte de sua energia; a própria unidade com a personalidade pré-traumática é assim estabelecida com êxito, é verdade que acompanhada, na maioria das vezes,* de perda da memória e amnésia retroativa, de duração variável. *Mas, justamente, esse fragmento amnesiado é, de fato, uma parte da pessoa que ainda está "morta", ou que se encontra continuamente na agonia da angústia. (Ferenczi, 1932/1990, p. 73, grifo nosso)*

Ferenczi detalha os recursos subjetivos encontrados pelo paciente traumatizado e, mais uma vez, salientamos que o trauma não precisa ser necessariamente derivado do âmbito de uma violência sexual, mas a morte de alguém importante pode representar uma vivência traumática, como o próprio William afirma. Nesse sentido, Styron, após a morte de sua mãe, possivelmente defendeu-se a partir de uma clivagem do Eu para suportar as agonias provocadas por essa ausência: uma parte que nada quer saber sobre esse episódio doloroso e, desse modo, nada sente (nem se permite sentir). Por isso, podemos supor que algumas vivências de sua juventude também foram esquecidas a fim de proteger o Eu da realidade dos fatos e daquilo que não pôde ser inscrito em seu psiquismo, dada a magnitude de sua dor. A estadia em Paris possivelmente reacendeu o sentimento de solidão e o profundo desamparo que o nosso autor sentiu quando esteve por lá mais jovem – agonias que ele preferiu inconscientemente esquecer.

Ferenczi nos dirá que um sujeito que se defendeu de situações traumáticas por meio de clivagens porta uma dor tão insuportável que fica "marcado por traços neuróticos e acaba soçobrando ainda mais profundamente no não-ser ou na vontade de não ser" (Ferenczi, 1932/1990, p. 74). Podemos encontrar aí uma das leituras psicanalíticas para os impulsos suicidas, ou seja, o sujeito traumatizado que acaba desenvolvendo uma profunda fragmentação do Eu pode se aproximar mais do *não ser ou da vontade de não ser*. Styron, de maneira poética e sensível, confessa que "porque nenhuma brisa sopra nessa caldeira, porque não há meio de fuga dessa prisão ardente, é natural que a vítima [da depressão] comece a pensar incessantemente na morte" (Styron, 1991, p. 56). Mais adiante, o autor tece os seguintes comentários acerca de seu estado psíquico:

> *Na depressão, essa fé no alívio da dor, na recuperação final, não existe. A dor é implacável e essa condição torna-se intolerável por sabermos de antemão que não vai aparecer nenhum remédio – no período de um dia, numa hora, num mês ou num minuto. Sabemos que qualquer pequeno alívio é temporário, que será seguido por mais dor.* A desesperança, mais do que a dor, destrói a alma. *(pp. 67-68)*

O sujeito depressivo, que transporta no interior de suas bagagens da vida o peso de experiências traumáticas, aproxima-se muito mais do não ser, almejando, inclusive, esse estado de inexistência – o que denuncia um dos aspectos mais mortais da depressão.

Além disso, Styron relata que seu pai também fora portador do adoecimento depressivo. Embora recorra às teses genéticas no trecho citado, provavelmente o jovem Styron, em sua história identificatória e libidinal, também se identificou com seu pai em vários traços, possivelmente também nos traços depressivos. Também poderíamos citar uma forma mais específica de identificação – a identificação com o agressor? Não estamos falando de um agressor ativo, de um exercício da violência propriamente dita e do abuso sexual, mas de uma forma sutil de *agressão passiva*, ou seja, a negligência paterna diante das demandas de afeto do filho. Ademais, o pai de William, além do estado depressivo, em outras ocasiões revelava-se extremamente furioso e autoritário. Um lado omitido (ou *esquecido*) no testemunho de Styron no relato de sua experiência depressiva e até mesmo em outros escritos, porém lembrado por seus parentes mais próximos – conforme constatamos em entrevistas e outras fontes.[4] O patriarca da família, apesar de possuir uma aparência calma e equilibrada, também se revelava portador de uma raiva explosiva que poderia aparecer sem aviso prévio.[5]

Sua mãe, por outro lado, era uma mulher interessante e amante das artes e da música, que, com o passar dos anos, foi ficando mais debilitada em função de uma luta colossal travada contra um câncer de mama que a consumia. Styron, ainda jovem, presenciava os detalhes dessa batalha agonizante. Assistira à própria mãe definhar, lenta e dolorosamente, trancada em seu quarto e com um sofrimento ouvido a distância, por meio dos gritos provocados pela dor da enfermidade. Enquanto isso, o jovem menino também presenciava a aflição de seu pai na tentativa de auxiliar e amenizar as agonias de sua esposa. A criança pequena foi uma testemunha de um contexto sombrio e deprimente. Essas cenas, com certeza, impactaram o seu psiquismo, tendo em vista a real possibilidade de sua condição de abandono – representada pelo quadro irreversível de sua mãe. Essa

---

4 Styron, A. (2012). *Reading my father: a memoir.* New York: Scribner.

5 Agradecemos aos nossos colegas Marcos Paim Caldas Fonteles e Rosângela de Faria Correia pela pesquisa detalhada que empreenderam sobre a vida pessoal de Styron e que está apresentada no Capítulo 6, "Perto das Trevas de William Styron: a depressão em testemunho literário e sob uma conversa lacaniana".

situação convoca a ideia de "terrorismo do sofrimento", de Ferenczi (1932/1990), por meio da qual descreve a situação de inversão de cuidados, entre o adulto e a criança, com a convocação desta última para carregar fardos familiares.

Nesta época de sua história, William contava, portanto, com a companhia de uma mãe que permanecia presa nas teias de um padecimento fisiológico, numa condição vulnerável, perecendo aos poucos; e um pai atravessado pela própria depressão que ganhava ainda mais espaço na medida em que a vida da esposa escapava de suas próprias mãos. Um cenário inóspito para uma criança que ainda não possuía alicerces psíquicos para suportar tais mazelas traumáticas. O que lhe restou? Talvez a clivagem como a única saída possível para estabelecer o mínimo de organização subjetiva.

Percorrendo a obra de Ferenczi, deparamo-nos com outro texto bastante relevante do autor húngaro. Trata-se do ensaio "A criança mal acolhida e sua pulsão de morte" de 1929. Nele, o psicanalista prioriza a importância do efetivo acolhimento do campo de cuidados para com a criança. Caso contrário, as pulsões de morte serão impulsionadas, fragilizando o vínculo com a vida e buscando a autodestruição, ou seja, o *não ser*. Essa ideia carrega um novo olhar sobre a contribuição original de Freud ao tema da pulsão de morte, publicada inicialmente no texto "Além do princípio do prazer", de 1920. Kupermann, neste sentido, aponta que:

> *[...] a partir de sua experiência com os casos difíceis com os quais lidava, Ferenczi concebera uma leitura das relações estabelecidas no aparelho psíquico entre pulsões de vida e pulsão de morte inteiramente referida ao estatuto da presença do outro/cuidador. O recém-nascido, por encontrar-se tão próximo ao indiferenciado (o "não ser individual"), estaria, assim, mais suscetível*

> *às manobras de Tânatos, e dependente dos cuidados recebidos de maneiras a despertar e incrementar sua "força vital" proporcionando-lhe, assim, o "prazer de viver". (Kupermann, 2019, pp. 55-56)*

Pois bem, Ferenczi pondera que, no recém-nascido, as forças de Eros são menos presentes do que se poderia imaginar. O bebê nasce em um estado de extremo desamparo e precisa de condições favoráveis para poder *vir a ser e ter um Eu razoavelmente demarcado*. Os sujeitos que não tiveram a oportunidade de contar com esses cuidados iniciais, todavia, simplesmente fragilizam seus ímpetos para viver, biológica ou psiquicamente. O psicanalista húngaro constata que há alguns sujeitos que exprimem o desencadeamento de uma tendência para a autodestruição, que são quase isentos da vontade de viver – ele cita exemplos como o sentimento de ameaça de perigo de sufocação presente em certos distúrbios respiratórios, como a asma e as bronquites; casos de emagrecimento anatomicamente inexplicáveis; tendências suicidas; e, podemos acrescentar, quadros depressivos em que a pessoa não sente vontade alguma de existir (Ferenczi, 1929/2011). O autor de Budapeste também diz encontrar nesses pacientes "um pessimismo moral e filosófico aliados ao ceticismo e à desconfiança" (1929/2011, p. 57) e "podia-se falar também de nostalgia, apenas velada, da ternura (passiva), inapetência para o trabalho, incapacidade de sustentar um esforço prolongado [...]" (Ferenczi, 1929/2011, p. 57).

Não estamos presumindo que Styron não tenha sido desejado por sua família ao nascer, mas queremos salientar a importância da continuidade desse ambiente desejante e cuidador como fundamental para a estruturação do psiquismo. Nesse sentido, parece possível supor que o contexto de vida do escritor na infância ofereceu excessos de sofrimento e desamparo na elaboração. Isso será destacado pelo próprio Ferenczi:

> *Aqueles que perdem tão precocemente o gosto pela vida apresentam-se como seres que possuem uma capacidade insuficiente de adaptação, semelhantes àqueles que, segundo a classificação de Freud, sofrem de uma fraqueza congênita de sua capacidade para viver, com a diferença, porém, de que nos nossos casos o caráter congênito da tendência mórbida é simulado, em virtude da precocidade do trauma. Naturalmente, uma tarefa resta por resolver, a saber, a constatação das diferenças mais sutis entre a sintomatologia neurótica das crianças maltratadas desde o começo e a daquelas que são,* no início, tratadas com entusiasmo, até mesmo com amor apaixonado, mas que depois foram "postas de lado". *(Ferenczi, 1929/2011, p. 59, grifo nosso)*

Se a clivagem é causada por um desmentido (*Verleugnung*) diante de um evento traumático, podemos cogitar duas suposições com papel fundamental sobre a constituição do estado de sofrimento psíquico de Styron. A primeira delas seria o desmentido realizado, mesmo que não propositalmente, por parte de sua mãe, que, em razão de seu quadro debilitado de saúde, não teve condições de ouvir as queixas do filho a respeito do comportamento agressivo de seu pai; soma-se a isso a ausência materna nos momentos em que o jovem Styron se sentia desamparado pelo pai, que se mantinha estagnado pela depressão. A segunda suposição seria um desmentido praticado, inconscientemente, por seu próprio pai, já que estava devotado à sua esposa doente, preocupando-se a maior parte do tempo em dar-lhe algum tipo de assistência, deixando-o sozinho. Junto a essas hipóteses, podemos pensar que, após a morte de sua mãe, Styron teve que amadurecer rápido demais, tendo em vista o fato de que a depressão de seu pai se tornara ainda mais intensa e complexa.

Teríamos, então, a cena de uma criança fortemente desamparada, mas defrontando-se com os ecos do vazio de sua própria dor – *uma parte que tudo sabe e outra que tudo sente, mas nada quer saber*. Esse contexto obrigou Styron a amadurecer rápido demais, invadido pelos problemas da vida adulta; uma passagem acelerada, ocasionando efeitos psíquicos no infante, que simplesmente não possuía recursos suficientes para se sustentar. Essas marcas ficaram gravadas em sua história para sempre, como um vaso despedaçado que, quando colamos os cacos, conseguimos observar os remendos. Provavelmente, no ápice de sua carreira, as dimensões que nada querem sentir sucumbiram à avalanche de complexidades que ali se colocou.

Com isso, articulamos duas ideias importantíssimas do pensamento ferencziano ao estado depressivo de William: a teoria do trauma, ramificada pela hipótese da clivagem do Eu e a noção de desmentido; e, também, as considerações do autor húngaro sobre a criança mal acolhida e sua pulsão de morte. O desejo intrínseco de William para nada desejar poderia ser visto como uma consequência do caos que se instalou em sua vida infantil.

Sobre seu recorrente sentimento de culpa, Gondar (2017b) nos dirá que:

> *A partir do desmentido, a criança não sabe mais em quem confiar. Não sabe mais quem agiu mal, ela ou o adulto. Ainda confusa, a criança se vê obrigada, sem qualquer ponto de referência, a se adaptar a essa situação nova, estranha, incompreensível. O que ela faz? Processa a questão rapidamente, incorporando a culpa de quem a feriu.* Qualquer coisa é preferível a perder o adulto de quem ela precisa e a quem ela teme; trata-se de uma questão de vida ou morte, tanto física quanto psíquica. *[...] É mais suportável para a criança tornar-se culpada*

> *do que renunciar ao adulto idealizado. A identificação do agressor, para Ferenczi, implica a incorporação da culpa que seria a dele. (p. 97)*

Styron (1991) relata esse sentimento de culpa ao detalhar o que experimentou após a perda de sua mãe, com 13 anos de idade, afirmando que o conflito central de se perder alguém querido se torna ainda mais intenso e insuportável quando se atravessa o que ele denomina de *luto incompleto* – "isto é, não consegue a catarse da dor e carrega no íntimo, por toda a vida, um misto de raiva e culpa, aliado a dor não liberada, semente em potencial da autodestruição" (p. 87). Além da culpa que atravessa os seus pensamentos de modo brutal e dominante, também notamos que a dor da perda não foi liberada, sendo isso um germe fundamental do desejo de inexistência – o mesmo que ocorre na experiência traumática ampliada pelo desmentido.

Voltando à citação de Gondar (2017b), pensamos sobre a questão de que "qualquer coisa é preferível a perder o adulto de quem ela precisa e a quem ela teme; trata-se de uma questão de vida ou morte, tanto física quanto psíquica" (p. 97). Nesse sentido, Styron teria escolhido, inconscientemente, assumir a culpa dos pais que negligenciaram os seus cuidados, vivendo também a perda da mãe, já que o pai, atrofiado em sua própria depressão, não lhe ofereceu seus braços para que o jovem William pudesse chorar – "a dor não liberada", escreve o nosso autor.

É interessante pensar que William tenha escolhido a profissão de escritor – seria essa atividade uma maneira de descrever suas experiências ao mundo, mesmo que por meio da ficção? Sabemos, a partir da literatura de testemunho (como de Primo Levi, depois dos campos de concentração nazistas), da importância da imaginação como enfrentamento do trauma: "O trauma encontra na imaginação um meio para sua narração. A literatura é chamada diante do trauma para prestar-lhe serviço" (Seligmann-Silva, 2008, p. 70). Sem discorrermos com mais profundidade sobre esse ponto, podemos supor que a arte serviu para produzir saídas psíquicas.

Os experimentos clínicos de Ferenczi e o tratamento de William

> *o que é mais forte*
> *que um coração humano*
> *que se despedaça uma e outra vez*
> *e continua vivendo*
>
> Rupi Kaur, 2017

Sem dúvida alguma, Sándor Ferenczi foi um dos discípulos mais geniais de Freud. Além de construir teorias inovadoras para o contexto de sua época, ele possuía uma sensibilidade clínica expressiva e criou técnicas terapêuticas e modificações no manejo clássico psicanalítico quando julgou necessário – o que o levou a ficar conhecido como *enfant terrible* da psicanálise. No texto "Análises de crianças com adultos", fruto de uma conferência extraordinária pronunciada por ocasião dos 75 anos de Freud, na Associação Psicanalítica de Viena, em 6 de maio de 1931, Ferenczi reconhece:

> *Sem querer medir a minha importância com a daqueles colegas a que fiz alusão, o fato é que sou, em geral, bastante conhecido como um espírito inquieto ou, como me foi recentemente dito em Oxford, como o* enfant terrible *da psicanálise. (Ferenczi, 1931/2011, p. 80)*

Sabemos também que suas proposições técnicas e teóricas foram severamente criticadas por uma respeitável gama de psicanalistas contemporâneos a ele. É preciso admitir que toda originalidade espanta e, Ferenczi, como notamos quando nos aprofundamos na leitura de suas obras, não se curvou aos padrões de seu tempo, sendo um pensador extremamente original e inquieto. Sua maneira de praticar a clínica levava em consideração, sobretudo, a condição do sofrimento psíquico das pessoas que o procuravam. "Tampouco posso pretender que *o próprio Freud esteja de acordo* com tudo que eu publico" (1931/2011, p. 80, grifo nosso), escreve Ferenczi, demonstrando que estava disposto a desenvolver um estilo próprio, sem se submeter aos padrões de um pensamento dogmático e engessado, preso às ideias de um líder ou mestre – fator que permanece presente em certos núcleos psicanalíticos.

Seu desejo de curar tornou Ferenczi "um especialista de casos particularmente difíceis" (Ferenczi, 1931/2011, p. 81). Podemos observar uma preocupação com os limites que a técnica psicanalítica apresentava em sua prática, principalmente com aqueles pacientes que não se enquadravam nos moldes da neurose clássica. Assim, Ferenczi lança questões sobre a atitude de alguns analistas de sua época:

> *Fórmulas tais como "a resistência do paciente é insuportável" ou "o narcisismo não permite aprofundar mais este caso", ou mesmo a resignação fatalista em face do chamado estancamento de um caso, eram e continuam sendo para mim inadmissíveis. Pensava que,* enquanto o paciente continua comparecendo, o fio de esperança não se rompeu. *Portanto, eu tinha que fazer-me de forma incessante a mesma indagação:* a causa do fracasso será sempre resistência do paciente, não será antes o nosso próprio conforto que desdenha adaptar-se às particularidades da pessoa no plano do método? *(Ferenczi, 1931/2011, p. 81, grifo nosso)*

Ferenczi nos provoca a repensar as nossas formas de praticar a clínica. O que fazer com aqueles pacientes que parecem estacionados no processo analítico? Essa frustração sentida diante da estagnação da clínica seria sempre a causa de uma resistência exclusiva do paciente? A causa da estagnação poderia estar em um limite imposto por alguma estrutura metapsicológica que, por alguma razão, não fomos capazes de compreender? Ferenczi convoca a nos implicar no processo analítico, repensar o nosso manejo e, por essa via, problematizar a nossa técnica. Afinal, enquanto o paciente continua comparecendo, o fio de esperança ainda não se rompeu – como bem coloca o autor em nossa última citação.

Foi pensando nesses pontos cegos da atividade terapêutica que Ferenczi decidiu elaborar experiências clínicas, sempre considerando a ética do cuidado psicanalítico: "Esta relação entre experimentação e prudência nos parece fundamental no caso específico de Ferenczi, porque ele muitas vezes foi acusado injustamente de imprudência quanto a suas inovações no campo da técnica psicanalítica" (Peixoto Jr., 2020, p. 89).

Na primeira fase desses experimentos, podemos destacar a técnica ativa. Trata-se de interferir por meio de interdições e injunções, sempre a contrapelo do princípio do prazer; ou até mesmo estipular um prazo para o término do tratamento, desvelando, mais rapidamente, os conflitos internos dos pacientes. O aumento de tensão produzido pelo desprazer provocado por essas intervenções resultava em um deslocamento libidinal que traria à tona o material inconsciente a ser interpretado. No entanto, o próprio autor revê essa prática, escrevendo um novo trabalho, em 1926, chamado "Contraindicações da técnica ativa", no qual irá reconsiderar os limites dessa intervenção, principalmente em alguns pacientes que tiveram uma piora do seu estado de sofrimento psíquico. Citamos o autor:

> *A atividade, enquanto medida de frustração, tem sobretudo por efeito, portanto, perturbar e desfazer a transferência; como tal, ela é inevitável no final do tratamento,* mas utilizada de forma adequada, perturba infalivelmente a relação entre o médico e o analisando. *Sua aplicação excessivamente rigorosa provoca a fuga do paciente, tão certa quanto a causada pelas explicações brutais dos "psicanalistas selvagens", que tornam hostil o ego do paciente com suas explicações sexuais. (Ferenczi, 1926/2011, p. 402, grifo nosso)*

Da técnica ativa, Ferenczi passa para uma proposta de elasticidade da técnica analítica, concebendo uma prática com base no tato, na capacidade de *sentir com* (*Einfühlung*). No texto "Elasticidade da técnica psicanalítica", de 1928, o autor salienta a importância da análise pessoal do analista como o alicerce principal do seu processo de formação: "[...] *quem quiser analisar os outros deve, em primeiro lugar, ser ele próprio analisado*" (Ferenczi, 1928/2011, p. 31). Para tratar desses pacientes chamados *difíceis*, é necessário ter conhecido mais profundamente as nossas fraquezas, nossos medos e angústias, para desenvolver condições de escutar e acolher legitimamente o sofrimento do outro. Nas palavras do autor:

> *Adquiri a convicção de que se trata, antes de tudo, de uma questão de tato psicológico, de saber quando e como se comunica alguma coisa ao analisando, quando se pode declarar que o material fornecido é suficiente para extrair dele certas conclusões; em que forma a comunicação deve ser, em cada caso, apresentada; como se pode reagir a uma reação inesperada ou desconcertante do paciente;*

> *quando se deve calar e aguardar outras associações; e em que momento o silêncio é uma tortura inútil para o paciente, etc. (Ferenczi, 1928/2011, p. 31)*

Não se trata de reduzir a compreensão da ética do analista a um estilo benevolente e sentimental, mas, sim, de possibilitar um espaço de escuta, acolhimento e reconhecimento, em especial com pacientes que não associam livremente ou sustentam o seu discurso pela via do desejo. Estamos nos referindo a sujeitos que chegam tão fragilizados em nossos consultórios que precisam, primeiramente, de um espaço para existir, para contornar aspectos mais despedaçados de si. Acompanhemos o autor:

> *Se, com a ajuda do nosso saber, inferido da dissecação de numerosos psiquismos humanos, mas sobretudo da dissecação do nosso próprio eu, conseguimos tornar presentes as associações possíveis ou prováveis do paciente, que ele ainda não percebe, poderemos – não tendo como ele, de lutar com resistências – adivinhar não só seus pensamentos retidos, mas também as tendências que lhe são inconscientes. (Ferenczi, 1928/2011, p. 31)*

"Nada de mais nocivo em análise do que uma atitude de professor ou mesmo de médico autoritário" (Ferenczi, 1928/2011, p. 36). Com essa afirmação, podemos pensar que as interpretações devem ter mais o caráter de uma proposição do que de uma asserção indiscutível, até porque não estamos certos o tempo todo e seria egocêntrico cogitar essa possibilidade enquanto esmagamos a singularidade dos pacientes.[6] O dispositivo de análise pode ser entendido muito mais

---

6 Essas ideias de Ferenczi fazem o próprio Freud reconsiderar o uso da interpretação, mesmo que isso tenha acontecido após a morte de seu amigo húngaro,

como uma construção do que como uma imposição autoritária: "*A modéstia do analista não é, portanto, uma atitude aprendida, mas a expressão da aceitação dos limites do nosso saber*" (Ferenczi, 1928/2011, p. 36). Styron, em seu livro, aborda alguns recortes de sua experiência terapêutica vivenciada no hospital em que se internou quando esteve no ápice de sua crise depressiva. Alguns dos profissionais que cruzaram o seu caminho nesse período de internação lembravam bem a caricatura do analista sério e ortodoxo, criticado por Ferenczi. Citamos William:

> *Dizem que a terapia de grupo tem um certo valor. Não pretendo negar qualquer conceito comprovadamente eficaz para certos indivíduos. Mas a terapia de grupo não me ajudou em nada a não ser me deixar furioso, talvez porque era dirigida por um odioso e jovem psiquiatra, dono da verdade, com uma barba escura em forma de espada (*der junge Freud?*) que, enquanto tentava fazer com que revelássemos as sementes de nossas misérias, alternava a condescendência com a provocação e ocasionalmente reduzia um ou dois pacientes, tão desamparados com seus quimonos e rolinhos nos cabelos,*

---

que ocorreu, precocemente, em 1933. No ano de 1937, Freud publica o texto "Construções na análise", em que pensará a dinâmica analítica muito mais como um processo de *construção* do que exclusivamente a partir da interpretação analítica. Citamos um trecho desse artigo: "Entendemos a construção individual como nada mais que uma suposição, que aguarda a verificação, a comprovação ou o descarte. Não pleiteamos autoridade para ela, não exigimos do paciente nenhuma concordância imediata, não debatemos com ele quando ele inicialmente rebate. Em suma: comportamo-nos segundo o modelo de um conhecido personagem de Nestroy, o criado da casa, que tem a única resposta pronta para todas as perguntas e intervenções: 'ao longo dos acontecimentos, tudo será esclarecido'" (Freud, 1937/2010, p. 375, grifo nosso).

> *a uma crise de choro que para ele era extremamente satisfatória. (Styron, 1991, p. 80)*

No exemplo trazido por Styron, vimos o quanto a teoria pode estar à frente da terapêutica. É a clínica que deve dirigir o tratamento, ou seja, *a subjetividade do paciente que direciona as nossas intervenções*, e não a nossa própria vaidade envolta por uma casca grossa de racionalidade e formalismo. Nessas situações de maior gravidade, será a presença e a receptividade do analista que farão diferença no processo de repetição do trauma e seus destinos. Como adverte Ferenczi, "[...] a confiança é algo que estabelece o contraste entre o presente e um passado insuportável e traumatogênico. Esse contraste é indispensável para que o passado seja reavivado, não enquanto reprodução alucinatória, mas como lembrança objetiva" (Ferenczi, 1933/2011, pp. 114-115).

Por meio de sua concepção de uma clínica empática, Ferenczi foi o primeiro psicanalista a tematizar as questões contratransferenciais como uma ferramenta significativa para o processo analítico. Sua relevância para tematizar o sentimento de empatia, seu trabalho clínico com os casos difíceis, e sua sinceridade contribuíram de maneira efetiva para movê-lo na direção da exploração da contratransferência, a ponto de propor a análise do analista como segunda regra fundamental. Essa mudança que envolve a técnica, principalmente no que tange à compreensão da resistência a partir da ótica do estilo empático, demarcou uma transformação significativa na compreensão do vínculo psicanalítico. Como assinala Peixoto Jr.:

> *Partindo da reação contratransferencial, a análise da contratransferência proposta por Ferenczi não apenas reconhece a reação emocional do analista como elemento constitutivo do* setting *analítico, mas o encoraja*

a explorá-la como parte de sua contribuição ao processo terapêutico. No lugar do analista, que antes de tudo interpreta o mundo interno do paciente, destaca-se agora aquele que trabalha em conjunto com ele. (Peixoto Jr., 2020, p. 91)

Styron também relata a sorte de ter tido profissionais empáticos em seu processo de internação hospitalar: "O resto da equipe psiquiátrica era exemplar no tato e na compaixão" (1991, p. 80). Interessante notar, neste trecho, o uso da palavra *tato*. Enquanto escrevíamos essa passagem de nosso texto, lembramos de uma belíssima composição de Alice Ruiz, cantada por Arnaldo Antunes, que se chama "Socorro" – lançada em 1998, no álbum *Um som*. Citamos alguns versos:

Socorro, alguma alma, mesmo que penada,
Me empreste suas penas.
Já não sinto amor nem dor,
Já não sinto nada.

Socorro, alguém me dê um coração,
Que esse já não bate nem apanha.
Por favor, uma emoção pequena,
Qualquer coisa.

Uma parte que tudo sabe e outra que nada sente – "socorro, alguém me dê um coração". William sabia de muitas coisas. Era um gênio da escrita, um prodígio da literatura. Um jovem premiado e reconhecido mundialmente, mas, em contrapartida, carregava o fardo de uma parte *nada sentir*. Restos de um luto que se tornou uma sombra, gerando uma culpa que consumia totalmente o seu eu.

Como um analista poderia acompanhar um paciente nessas condições de sofrimento? Certamente não pela via da indiferença. Aliás, Ferenczi nos atenta ao fato de que se mantivermos uma atitude fria e pedagógica na clínica, nestes casos, é bem provável que ocorra a quebra do último vínculo que nos liga ao paciente (Ferenczi, 1933/2011). Citamos o autor, na íntegra de sua genialidade e delicadeza:

> Se essa benevolência vier a faltar, a criança vê-se sozinha e abandonada na mais profunda aflição, *isto é, justamente na mesma situação insuportável que, num certo momento, a conduziu à clivagem psíquica e, por fim, à doença. Não surpreende que o paciente não possa fazer outra coisa senão repetir exatamente, como quando da instalação da doença, a formação dos sintomas desencadeados por comoção psíquica. (Ferenczi, 1933/2011, p. 115, grifo nosso)*

Não se trata, portanto, de oferecer um cuidado materno ao paciente, rompendo os limites das questões éticas e transferenciais. Ferenczi (1933/2011) destaca que "os pacientes não se impressionam com uma expressão teatral de piedade, *mas apenas com uma simpatia autêntica*" (p. 115, grifo nosso). Consiste em movimentarmos *Eros*, por meio de uma escuta legítima, para quem já não sente nada; "uma emoção pequena, qualquer coisa" – como canta Antunes. Um resgate, um sopro, algo que possa impulsionar a vida em meio aos abismos do silêncio que absorvem a essência do existir. Certamente um pacto com Eros, sem ignorar a atuação de Tânatos.

A regressão para Ferenczi e a internação de Styron

> *[...] Num quarto onde existe uma única vela, a mão colocada perto da fonte luminosa pode obscurecer a metade do quarto. O mesmo ocorre com a criança se, no começo de sua vida, lhe for infligido um dano, ainda que mínimo: isso pode projetar uma sombra sobre toda a sua vida. É muito importante entender a que ponto as crianças são sensíveis; mas os pais não o creem; não podem imaginar a extrema sensibilidade de seus filhos e comportam-se, na presença deles, como se as crianças nada sentissem diante das cenas excitantes a que assistem. (Ferenczi, 1927/2011, pp. 5-6)*

Diante do que expusemos, compreendemos o quanto a metapsicologia do trauma, desenvolvida por Ferenczi, pode ser fundamental para o manejo clínico do tratamento dos estados depressivos. Ideias como a clivagem do Eu, identificação com o agressor, o fruto bicado que amadurece antes do tempo, Orpha, e outras, são essenciais para pensarmos as formas de subjetivação que edificam o psiquismo dos sujeitos deprimidos.

Entretanto, os impactos de um mal acolhimento, realizado pela família ou o entorno de modo geral, também podem ter ressonâncias no cerne de uma depressão patológica. A criança abandonada à própria sorte fica à mercê de uma pulsão de morte devastadora, aproximando-se muito mais de um estado de *não ser* do que um *ser* que responde, sente, simboliza e associa. Nesse âmbito, os cuidados clínicos demandados por esses pacientes são diferentes daqueles sugeridos originalmente por Freud ao tratamento de sujeitos neuróticos (fobia, histeria e neurose obsessiva). Certamente, a clínica contemporânea, dominada pela depressão, exige um outro fazer analítico e é exatamente essa questão explorada por Gondar (2017a) no seguinte recorte:

> *A questão é que, atualmente, os pacientes nos demandam, e cada vez mais, outro modo de sensibilidade, mais porosa e menos blindada do que a exigida para o tratamento da neurose clássica, forjado para pacientes que, supostamente, teriam delimitações subjetivas mais nítidas e convocariam menos o envolvimento do analista. Essa sensibilidade mais porosa é conquistada no contato do analista com sua própria fragmentação, e com seus próprios afetos. (Gondar, 2017a, pp. 49-50)*

Abrimos este item do nosso capítulo com a citação do texto ferencziano "A adaptação da família à criança", produto de uma exposição feita em Londres, em 13 de junho de 1927, na sessão comum das seções de medicina e de pedagogia da Sociedade Britânica de Psicologia. Neste ensaio, Ferenczi subverte a ordem que até então imperava no pensamento cultural e nas práticas sociais daquela época: a de que *a criança* deveria se adaptar às demandas familiares. "A adaptação da família à criança só pode iniciar-se se os pais começam a compreender-se melhor eles próprios [...]" (p. 2). Não estaria, aqui, uma crítica velada à prática analítica? Afinal, "A vida psíquica é relação, encontro, e os afetos se formam *entre*; eles não são vetores dirigidos de um para o outro. Mais do que no analista, a placa sensível se localiza no encontro afetivo, o nosso melhor instrumento clínico" (Gondar, 2017a, p. 50).

Parafraseando Ferenczi, é muito importante entender a que ponto somos sensíveis, e muitos de nós, em situações mais vulneráveis psiquicamente, precisam reencontrar impulsos vitais que fazem girar a engrenagem da vida. Segundo Ferenczi, "A 'força vital' que resiste às dificuldades da vida não é, portanto, muito forte no nascimento; segundo parece, ela só se reforça após a imunização progressiva [...], por meio de um tratamento e de uma educação conduzidos *com tato*" (Ferenczi, 1929/2011, pp. 58-59, grifo nosso).

A partir dessas breves considerações, traremos uma passagem bastante significativa do livro de Styron. Este trecho relata os detalhes de seu tratamento e os sinais de uma possível melhora de sua condição de sofrimento – esse estado foi observado durante o período de sua internação hospitalar. Vejamos:

> *Posso dizer mais ou menos a mesma coisa da terapia da arte, que não passa de infantilismo organizado. Nossa classe era dirigida por uma jovem delirante, com um sorriso fixo e infatigável, evidentemente saída de uma escola que oferecia cursos de Ensino da Arte aos Doentes Mentais. Nem mesmo uma professora de crianças retardadas muito novas seria capaz de distribuir, sem ordens definidas, aquela orquestração de risadinhas e arrulhos. Desenrolando metros de papel de parede escorregadio, ela nos mandava fazer com crayon desenhos de nossa criação. Por exemplo, A Minha Casa. Eu obedecia humilhado e furioso, desenhando um quadrado com uma porta e quatro janelas vesgas, uma chaminé no alto com uma espiral de fumaça. Ela me inundava de elogios e com o passar das semanas minha saúde melhorava e com ela meu senso de comédia. (Styron, 1991, p. 81)*

Por meio desse recorte, conseguimos perceber que, apesar da ironia e o sarcasmo que dominam o seu relato, Styron revela o quanto os encontros de arteterapia realizados no hospital lhe fizeram bem, no sentido de que essas sessões, com a terapeuta, *melhoravam sua saúde e ativavam o seu senso de comédia*; reconciliando, talvez, partes de seu psiquismo. Kupermann aponta a importância do recurso do humor no psiquismo, que ultrapassa a razão lúcida e inclui a razão lúdica (Kupermann, 2003), resgatando a potência erótica criativa do sujeito.

Ao lidar com esses pacientes mal acolhidos em sua infância, Ferenczi (1929/2011) compartilha alguns exemplos de sua técnica: "[...] deve-se deixar, durante algum tempo, o paciente agir como uma criança [...]" (p. 59). E, nesse sentido, aprofunda-se um pouco mais:

> *[...] Por esse* laisser-faire *permite-se a tais pacientes desfrutar pela primeira vez a irresponsabilidade da infância, o que equivale a introduzir impulsos positivos de vida e razões para se continuar existindo. Somente mais tarde é que se pode abordar, com prudência, essas exigências de frustração, que, por outro lado, caracterizam as nossas análises. (Ferenczi, 1933/2011, pp. 59-60)*

É curioso que o próprio William se refere à terapeuta como uma espécie de professora de crianças, que distribuía sorrisos e afeição. Talvez isso fosse tudo que ele precisava ou pudesse viver naquele momento – os impulsos vitais de que uma infância dolorosa lhe privou. A propósito, é bem difícil manter a fé na vida quando se possui um pai profundamente deprimido e uma mãe que padecia das agonias de uma doença terminal.

Permitir a presença do infantil no trabalho analítico, em uma espécie de jogo, naquilo que tem de potência e que provoca de repúdio, faz revisitar e talvez reconstruir momentos dolorosos da vida. Não se trata, de maneira alguma, de forçar um processo regressivo ao paciente, mas de tolerar o que não pode ser falado, o que aparece nos atos, nos silêncios, nos pedidos, fora do supostamente previsto. Em uma anotação de seu *Diário clínico*, Ferenczi escreverá:

> *A hipocrisia dos adultos autoriza a criança ao exagero e à mentira. Se as pessoas que possuem a autoridade se tornarem mais sinceras, então a criança virá espontaneamente com suas confissões e boas resoluções. Mas cada um desses confrontos exige, como uma cena entre mãe e filho, que se termine numa reconciliação e num ambiente de elogios, ou seja, com sinais de confiança. (Ferenczi, 1932/1990, pp. 92-93)*

Caminhando com Styron (1991), ainda na parte do enredo no que tange à sua experiência com a figura da arteterapeuta afetuosa, ele descreve:

> *Passei então pelos estágios intermediários de recuperação até chegar a uma cabeça rosada e angelical com um sorriso de "Um Bom Dia para Você!". Por coincidir com a época da minha alta, essa criação encantou minha instrutora (de quem acabei gostando, mesmo contra a vontade) pois, segundo ela, era símbolo da minha cura e, portanto, mais um exemplo do triunfo da Terapia da Arte sobre a doença. (p. 81)*

Ainda que tenhamos ressalvas quanto à suposta figura infantil e infantilizadora da terapeuta, talvez o ponto a ressaltar seja a abertura para uma circulação afetiva pouco racional, diferente da já percorrida, já conhecida. Não trabalharíamos como ela, mas dali podemos inferir que o encontro provocou algo de inédito e bastante vivo para William.

Ao percorrer esse trecho da escrita de William, lembramos de uma passagem da série *Sessão de terapia*, produzida pela Globoplay, que ocorre no episódio cinco da quinta temporada (2021). Neste episódio, Caio, um terapeuta representado por Selton Mello, inicia o seu processo de análise com Davi, personagem de Rodrigo Santoro. O episódio começa de maneira bastante diferente dos demais; trata-se de uma representação de uma sessão lúdica realizada por Davi com um menininho. Os dois brincam, inventam histórias e encenam fantasias que envolvem o espectador nas tramas de um belíssimo sonho compartilhado a dois.

Caio chega ao consultório de Davi bastante resistente, justamente pelo fato de Davi ser um profissional que atende crianças também. Logo de início ele já questiona Davi: "Os adultos que você atende não se sentem infantilizados?". Ouvindo como resposta a seguinte pergunta: "Você, Caio, está se sentindo infantilizado?". Em seguida, Davi afirma que poderia, sim, ter dois espaços separados para os seus atendimentos: um para crianças e outro para adultos, mas, a seu ver, *a gente não deveria separar esses dois mundos*. A sessão vai correndo e Caio se mantém ainda mais resistente às intervenções de Davi, dizendo que não gostaria de falar sobre a sua infância. Caio é um sujeito que traz em sua história diversas experiências traumáticas, *das quais nada quer saber*. Já se levantando para ir embora, Davi questiona Caio com a seguinte intervenção: "*Deve ser difícil ter amadurecido tão cedo. É por isso que você não sabe brincar?*". Caio fica indignado com essa questão, entendendo que Davi o havia tomado como alguém fragilizado, o que gera mais resistência de sua parte em relação ao processo terapêutico. Apesar dos ataques, Davi sustenta o processo, deixando a sessão mais leve, puxando uma conversa mais descontraída. Isso perdura até que, mesmo mantendo uma posição defensiva, Caio se autoriza a revisitar a sua própria infância, compartilhando detalhes de uma mãe que o abandonou quando ele ainda era muito pequeno. Davi, por outro lado, escuta atentamente a vivência traumática de Caio e complementa o relato dizendo que ele estava com muitas despedidas acumuladas e, por isso, muito machucado e desamparado, pensando que ninguém seria capaz de cuidar dele. Davi encerra a sessão dizendo ao seu paciente: "se você achar que consegue autorizar alguém a *cuidar de você*, esse horário já é seu". O episódio termina com o personagem de Santoro escrevendo o nome de Caio em uma caixa lúdica, com trovões ao fundo, anunciando um temporal. Ora, revisitar os traumas infantis, encarando de frente um processo regressivo, representa, metaforicamente, a capacidade de sobreviver a uma tempestade. Em uma análise, essa travessia será acompanhada por um analista e *toda* sua possibilidade de presença e escuta, com a criação de um espaço de fala propício, com hospitalidade, para que o analisando possa encontrar "palavras capazes de evocar o sentido de sua singularidade" (Kupermann, 2019, p. 107).

O período de recolhimento no hospital, para Styron, possivelmente significou a travessia dessa tempestade. Naquele lugar, por mais que ele não tivesse sido acompanhado por uma psicanalista, ele pôde se haver consigo próprio; usufruindo da calmaria de um ambiente tranquilo e, sobretudo, permitindo-lhe deixar-se cuidar. "Com espanto percebi que as fantasias de autodestruição desapareceram depois de poucos dias no hospital, outra prova do efeito pacificador criado pelo ambiente, do seu valor imediato de santuário onde a paz pode voltar à mente" (Styron, 1991, p. 77). Ao final de seus encontros com a arteterapia e o seu período de internação hospitalar, o autor escreve:

> *Estávamos então no começo de fevereiro e embora ainda abalado, eu acabava de emergir para a luz. Não me sentia mais como um sabugo, mas como um corpo no qual recomeçavam a circular algumas das doces seivas vitais. Tive meu primeiro sonho em muitos meses, confuso, mas inesquecível. Havia uma flauta, um ganso selvagem e uma dançarina. (Styron, 1991, p. 82)*

Quanto a Ferenczi, há controvérsias se de fato houve um rompimento com Freud. Polêmicas à parte, Freud confessou o quanto a morte do analista húngaro atingiu em cheio o seu coração e, deste modo, se propôs a escrever o obituário de Ferenczi, que havia morrido, precocemente, em 1933 – seis anos antes de Freud:

> *Em janeiro de 1926 tive de escrever o obituário de nosso inesquecível amigo Karl Abraham. Alguns anos antes, em 1923, eu havia congratulado Sándor Ferenczi por seus cinquenta anos de vida. Agora, mal se passaram dez anos, constato dolorosamente que sobrevivi a ele. No escrito por ocasião do seu aniversário, pude louvar publicamente sua versatilidade e originalidade, sua riqueza de dotes; mas a discrição adequada a um amigo me impediu de falar de sua* personalidade afetuosa, amável, aberta para tudo significativo. *(Freud, 1933/2010, p. 465, grifo nosso)*

Bastante abalado e expressando os seus sentimentos por meio de uma escrita muito sensível, Freud continua: "A necessidade de curar e ajudar tornou-se nele [em Ferenczi] predominante" (Freud, 1933/2010, p. 468). O mestre de Viena tece uma série de elogios consideráveis ao talento clínico de seu colega e discípulo de Budapeste, terminando esse texto extremamente delicado com a seguinte afirmação fundamental: "É impossível imaginar que a história de nossa ciência o esqueça algum dia" (Freud, 1933/2010, p. 468).

Os pacientes depressivos podem nos assustar, pois denunciam os limites de nossas habilidades terapêuticas. Um analista só chega até onde a sua análise pessoal lhe permite chegar. Com isto, podemos resumir a ética do cuidado a partir de Ferenczi como uma reunião de hospitalidade, empatia e elasticidade do analista, conforme Kupermann (2019). O espaço terapêutico com pacientes deprimidos envolve um testemunho empático, envolve implicação, a ponto de despertar impulsos de Eros nos pacientes; colorindo, talvez, partes de uma história monocromática.

Referências

Ferenczi, S. (1926). Contraindicações da técnica ativa. In *Obras completas*, vol. 3. São Paulo: Martins Fontes, 2011.

Ferenczi, S. (1927). A adaptação da família à criança. In *Obras completas*, vol. 4. São Paulo: Martins Fontes, 2011.

Ferenczi, S. (1928). Elasticidade da técnica psicanalítica. In *Obras completas*, vol. 4. São Paulo: Martins Fontes, 2011.

Ferenczi, S. (1929). A criança mal acolhida e sua pulsão de morte. In *Obras completas*, vol. 4. São Paulo: Martins Fontes, 2011.

Ferenczi, S. (1931). Análise de crianças com adultos. In *Obras completas*, vol. 4. São Paulo: Martins Fontes, 2011.

Ferenczi, S. (1932). *Diário Clínico.* São Paulo: Martins Fontes, 1990.

Ferenczi, S. (1933). Confusão de língua entre os adultos e a criança. In *Obras completas*, vol. 4. São Paulo: Martins Fontes, 2011.

Ferenczi, S. (1934). Reflexões sobre o trauma. In *Obras completas*, vol. 4. São Paulo: Martins Fontes, 2011.

Freud, S. (1933). Sándor Ferenczi. In *O mal-estar na civilização, novas conferências introdutórias à psicanálise e outros textos* (pp. 365-382). Belo Horizonte: Autêntica, 2010.

Freud, S. (1937). Construções na análise. In *Fundamentos da clínica psicanalítica. Obras incompletas de Sigmund Freud, 6* (pp. 465-468). São Paulo: Companhia das Letras, 2010.

Gondar, J. (2017a). Interpretar, agir, "sentir com". In J. Gondar & E. S. Reis. *Com Ferenczi: clínica, subjetivação, política* (pp. 33-52). Rio de Janeiro: 7 Letras.

Gondar, J. (2017b). O desmentido e a zona cinzenta. In J. Gondar & E. S. Reis. *Com Ferenczi: clínica, subjetivação, política* (pp. 89-100). Rio de Janeiro: 7 Letras.

Kaur, R. (2017). *O que o sol faz com as flores.* São Paulo: Planeta. (e-book Kindle).

Kupermann, D. (2003). *Ousar rir: humor, criação e psicanálise.* Rio de Janeiro: Civilização Brasileira.

Kupermann, D. (2019). *Por que Ferenczi?* São Paulo: Zagodoni.

Peixoto Jr., C. A. (2020). Experimentação e prudência na clínica de Sándor Ferenczi. In D. Kupermann, J. Gondar & E. C. Dal Molin (orgs.). *Ferenczi: inquietações clínico-políticas* (pp. 87-96). São Paulo: Zagodoni.

Pinheiro, T. (1993). Trauma e melancolia. *Revista Percurso, 10*, pp. 50-55, 1993.

Pinheiro, T. (1995). *Ferenczi: do grito à palavra.* Rio de Janeiro: UFRJ.

Seligmann-Silva, M. (2008). Narrar o trauma - a questão dos testemunhos de catástrofes históricas. *Psicologia Clínica, 20*(1), pp. 65-82, 2008.

Styron, W. (1991). *Perto das trevas.* Rio de Janeiro: Rocco.

3. A depressão para Melanie Klein: quando as trevas aprisionam o ego

Alexandre Patricio de Almeida

Melanie Klein: uma senhora depressiva

> *Quando Melitta tinha 3 anos de idade, seis semanas depois de Hans nascer, meu marido conseguiu um cargo melhor como diretor de várias fábricas na Silésia, e passamos a morar em Krappitz, uma cidadezinha provinciana sem nenhum encanto,* e eu me sentia muito infeliz, não encontrei ninguém com quem pudesse ao menos conversar. *(Klein, 1959/2019, p. 66, grifo meu)*

Todas as vezes que leciono sobre a obra de Melanie Klein na universidade ou em algum curso de formação psicanalítica, muitos alunos ficam admirados e alguns até emocionalmente mexidos, diante dos episódios de luto e depressão que essa autora expoente da psicanálise enfrentou ao longo de sua vida – vida, esta, extremamente rica e interessante. Neste primeiro momento do texto, pretendo, sem esgotar o assunto, apresentar uma breve descrição das perdas mais impactantes sofridas por Melanie Klein ao longo de sua trajetória. O propósito desta síntese biográfica é indicar, sobretudo, o modo como os autores são atravessados direta ou indiretamente pelas ocorrências de sua vida pessoal durante o processo de construção de suas ideias; e, no caso da psicanálise, as instabilidades da vida demarcam também o nosso fazer clínico, pois, antes de sermos analistas, somos seres humanos, erguidos sob a égide das delícias e das dores – aqui, entra a importância fundamental da análise do analista.

Klein nasceu em Viena, no dia 30 de março de 1882. Era a caçula de quatro filhos: Emily, seis anos mais velha, seu amado irmão Emanuel, cinco anos mais velho, e a terceira, Sidonie, cerca de quatro anos mais velha. Em suas próprias palavras, Klein não tinha dúvidas de que não havia sido uma criança desejada (Klein, 1959/2019). No entanto, sempre foi muito amada e acolhida por todos de sua casa. Filha de uma mãe obsessiva e altamente controladora,[1] Libussa Deutsch, e de um pai admirado e bastante dedicado à família, Moriz Reizes, a menina, desde os primórdios de sua existência, teve que aprender a lidar com as vidas interrompidas inesperadamente pelo vigor impiedoso da morte. Aos 4 anos, em 1886, passou por sua primeira perda significativa: Sidonie, sua irmã de apenas oito anos, morreu de escrofulose (um tipo de tuberculose com alto grau de contágio). Esse foi o início de uma longa série de mortes que pontuariam a vida de Melanie Klein.

Em 1900, faleceu o seu querido pai, Moriz Reizes, oficialmente de pneumonia, mas, como Melanie o qualifica de "senil" há alguns

---

1 Segundo Melanie Klein, em sua autobiografia (1959/2019), Libussa era uma mulher amável e despretensiosa. "Em muitos aspectos, ela permaneceu um exemplo para mim, e lembro da tolerância que tinha em relação às pessoas e de como não gostava quando meu irmão e eu, sendo intelectuais e, portanto, arrogantes, criticávamos as pessoas" (Klein, 1959/2019, p. 55). Essas afirmações, entretanto, demonstram certa dificuldade de Klein de aceitar e reconhecer os defeitos de sua própria mãe. Poderíamos pensar, possivelmente, em algum sentimento de culpa?

anos, é provável que estivesse sofrendo da doença de Alzheimer ou de algum outro distúrbio semelhante (Grosskurth, 1992, p. 30). Lembramos, aqui, que ele já estava na casa dos 50 anos quando Klein nasceu. Mesmo não sendo uma figura tão ativa durante a infância de Melanie, ela narra uma forte admiração por ele: como o fato de ter feito todos os seus estudos médicos e ser possuidor de uma significativa biblioteca pessoal, além de ter aprendido sozinho dez línguas, inclusive o hebraico, no qual ele era um cientista e pesquisador (Klein, 1959/2019).

De qualquer maneira, sua morte desencadeou uma enorme crise sobre a família Reizes. A situação financeira de todos ficou extremamente difícil. Ao mesmo tempo, Klein se transformava em uma moça cada vez mais bonita e atraente. Em razão disso, todos os amigos do seu irmão Emanuel pareciam estar apaixonados por ela. Quando tinha apenas 17 anos, conheceu o seu futuro marido (que tinha então 21), Arthur Steven Klein, um rapaz sério e comprometido, que estava estudando para ser engenheiro químico na elitista Escola Técnica Federal da Suíça, em Zurique. Arthur era, naquele momento, o melhor partido para a jovem Klein, pois, por meio do possível casamento com um homem bem-sucedido, ela poderia auxiliar a família financeiramente.

Em 2 de dezembro de 1902, Melanie é notificada sobre a morte de seu estimado irmão Emanuel por um telegrama, já que ele estava de viagem em Gênova, onde faleceu dormindo na hospedaria em que passava a noite, antes de seguir para a Espanha. Provavelmente, essa foi uma das perdas que mais estremeceu as estruturas emocionais de Klein – a outra será, como veremos, a morte de seu filho Hans. Para se ter uma ideia, em sua autobiografia, a autora escreve:

> *A doença do meu irmão e sua morte precoce é mais um, entre os outros lutos da minha vida,* que ainda permanece

> vivo em mim. *Eu disse que ele era uma criança bastante obstinada, embora pudesse ser extremamente gentil e gostasse muito de minha mãe e de mim. [...] Tenho uma bela carta dele, também uma das poucas coisas que guardei, na qual ele diz que espera que o Destino me dê em anos o que lhe privou em dias. (Klein, 1959/2019, p. 49, grifo meu)*

Em 31 de março de 1903, finalmente, Melanie Reizes se casa com Arthur Klein – um casamento que seria marcado por inúmeros desentendimentos e episódios frequentes de depressão sofridos por Melanie. Em 19 de janeiro de 1904, nasce sua primeira filha, Melitta. Algum tempo depois, em 2 de março de 1907, nasce o seu filho Hans. Neste período, nossa autora enfrentava cada vez mais as agonias dilacerantes do adoecimento depressivo, principalmente quando a mãe ia lhe visitar e assumia as rédeas dos afazeres domésticos, interferindo, inclusive, na criação dos próprios filhos de Klein – já que ela estava, na maior parte do tempo, paralisada por esse estado depressivo. "Em maio de 1909, suas crises de choro e desespero alcançaram tal ponto que ela foi para um sanatório em Chur, na Suíça, onde passou dois meses e meio, a fim de ter um repouso total e uma mudança de ambiente" (Grosskurth, 1992, p. 67). Vale destacar, novamente, que nesses períodos de ausência Libussa tomava a frente da casa de Klein e cuidava da educação de seus netos, correspondendo-se com Melanie por meio de cartas carregadas de autoritarismo e recriminações – atitudes que incomodavam a nossa autora demasiadamente.

Em 1910, para a alegria de Melanie, a família Klein se muda para Budapeste, já que, até então, vinham morando em cidades extremamente pequenas (e pacatas) da Europa – condições que agravavam ainda mais o estado apático e depressivo de Klein. Em 1914, nasce seu último filho, Erich, em 1º de julho – esse será o seu filho mais próximo, responsável por lhe garantir a convivência com os netos e acompanhar Klein até o fim de seus dias. No dia 6 de novembro deste mesmo ano, morre sua mãe Libussa – uma morte que também trará consequências estruturais para o pensamento kleiniano. Ainda em 1914, Klein toma contato com a obra *Sobre os sonhos* (*Über den Traum*) (1901) de Freud, fica apaixonada pelas ideias da psicanálise, e decide começar sua análise pessoal com Sándor Ferenczi.

Em 1918, no 5º Congresso Internacional de Psicanálise, Klein, encantada e motivada com os efeitos de seu processo analítico, ouve, atentamente, Freud ler a conferência "Caminhos da terapia psicanalítica" (Freud, 1919 [1918]).[2] Em 1919, tendo grande apoio de Ferenczi, que percebera em sua paciente um potencial para a análise de crianças, Klein lê o seu primeiro artigo *Der Familienroman in statu nascendi*, tornando-se membro da Sociedade de Budapeste em julho. A partir daí, sua carreira no campo psicanalítico começa a decolar, mesmo com o olhar preconceituoso sob uma intensa desaprovação por parte de analistas mais tradicionais que consideravam um verdadeiro absurdo o fato de Klein não possuir sequer formação universitária. Em 1920, ela publica seu primeiro artigo no *Jornal Internacional de Psicanálise.*

No início de 1921, Melanie se muda para a Alemanha, onde se tornará membro associada da Sociedade Psicanalítica de Berlim. Em 1923, é eleita membro plena dessa mesma Sociedade. Em 1924, inicia sua análise com Karl Abraham, que, além de ser seu analista, será o seu grande protetor e aliado na Alemanha. Neste mesmo ano, Klein se divorcia de Arthur definitivamente. Em 25 de dezembro de 1925, contudo, Abraham falece precocemente, deixando Klein vulnerável aos ataques de seus opositores.

---

2 Publicado em Freud, S. (2017). *Fundamentos da clínica psicanalítica. Obras incompletas de Sigmund Freud*, vol. 6. Belo Horizonte: Autêntica.

Em setembro de 1926, Klein chega à Inglaterra após ter realizado algumas conferências em Londres no ano anterior. Em 1927, ela é eleita membro plena da Sociedade Britânica de Psicanálise. Em 1932, publica o seu primeiro livro, *The psycho-analysis of children*, que é considerado um verdadeiro marco histórico para a análise de crianças pequenas (material obrigatório até os dias atuais, diga-se de passagem).

A vida de Klein, até este momento, havia dado uma importante reviravolta: superou os seus estados depressivos e melancólicos, ao passo que iniciou o seu processo de análise; começou a produzir uma significativa obra escrita, embasada em minuciosas observações clínicas; desprendeu-se de um relacionamento que a aprisionava numa condição de infelicidade e insatisfação; e, *last but not least*, estava sendo cada vez mais reconhecida como um nome expoente do campo psicanalítico de sua época.

Entretanto, como dizem os nossos avós, "nem tudo na vida são flores". Em abril de 1934, Klein enfrentará uma das maiores perdas de sua vida: a morte de seu amado filho Hans. Cito, aqui, um trecho de sua biografia escrita por Grosskurth que elucida, com precisão, os detalhes de tal tragédia:

> *[...] Hans estava trabalhando numa fábrica de papel fundada pelo avô, não muito longe de Ruzomberok. Ele adorava fazer caminhadas nos montes Tatra, que haviam constituído o cenário de sua vida quando menino; mas, num passeio, o caminho de repente cedeu sob os seus pés, fazendo-o mergulhar na parte lateral do precipício. O enterro foi realizado em Budapeste, onde Erich estava visitando sua tia Jolan. Arthur Klein veio de Berlim, mas Melanie* ficou tão abalada que não conseguiu deixar Londres. Eric Clyne afirma que a morte de Hans foi

> para ela uma fonte de pesar pelo resto de sua vida. *(Grosskurth, 1992, p. 230, grifo meu)*

A reação imediata de Melitta, filha mais velha de Klein, que tinha uma relação extremamente complicada com a mãe, foi dizer que havia sido suicídio – boato que logo ganhou força no meio psicanalítico. Contudo, por falta de provas documentais, todas as minúcias que dizem a respeito desse episódio de Hans permanecem perturbadoramente obscuras e mal resolvidas. Klein, por sua vez, que fazia questão de nunca faltar a uma reunião científica, só conseguiu aparecer em público em 6 de junho. Pelo resto de sua vida, nossa autora voltaria sua atenção para as questões da perda, do pesar e da solidão, experiências que, obviamente, fundamentavam a base central de sua existência. A morte de Hans foi o ponto culminante de todas as suas perdas, afinal, como nos diz o rei Théoden, em uma passagem do filme *O senhor dos anéis: as duas torres* (2002): "nenhum pai deveria ter que enterrar seu filho".

O sofrimento faz parte da vida e, segundo Nietzsche (1908/2005), é parte natural de uma crise necessária ao ser humano. Entretanto, Klein soube colher da dor os frutos de sua criatividade. Sua teoria começou a se solidificar, ganhando forma e contorno muito bem delineados, alcançando uma dimensão talvez nunca imaginada nem mesmo pela própria autora. Entre os anos de 1935 e 1937, Melanie Klein publicou três artigos, um por ano: "Uma contribuição à psicogênese dos estados maníaco-depressivos", "O desmame" e "Amor, culpa e reparação", respectivamente. E, por fim, em 1940, publicou o grandioso trabalho "O luto e suas relações com os estados maníaco-depressivos". O artigo de 1935 é considerado por estudiosos da obra kleiniana um ponto de virada para uma nova estrutura teórica. Junto com o ensaio de 1940, esses dois trabalhos apresentam o conceito fundamental de "posição depressiva".

Só para termos uma mínima dimensão de como a morte de Hans afetou intimamente Melanie Klein, no texto sobre o luto (1940/1996), quando a autora analisa e interpreta os sonhos de uma tal "Senhora A.", que é, ninguém menos que ela mesma, somos convidados a acompanhar, por meio de sua densa narrativa, o dificultoso trabalho de recuperação dessa perda na esperança de poder recriar internamente, ou seja, no mundo interno subjetivo, a presença do filho e dos pais perdidos, até ser capaz de sentir que a vida havia começado a fluir novamente dentro dela e no mundo ao seu redor. Nesse sentido, um trabalho pessoal permanente sobre suas inúmeras perdas culminou nestes materiais tão enriquecedores ao legado psicanalítico. Iremos, a seguir, nos debruçar sobre esses ensaios e explorar o conceito de "posição depressiva" para, então, poder costurá-lo às tramas da narrativa de William Styron compartilhada no livro *Perto das trevas* (1991).

O psiquismo para Klein e o duelo das posições

Certa vez, conversando com um querido professor, perguntei a ele por que algumas pessoas apresentam tanta dificuldade e resistência com a leitura dos textos kleinianos. Calmamente, ele me respondeu: "Ora, porque eles provocam muita angústia, meu caro". De fato, quando li Klein pela primeira vez, confesso que tive certo desconforto. Que história é essa de que o bebê deseja introjetar suas fezes ou urina no interior do corpo materno? E o que ela quer dizer quando escreve que o infante almeja devorar, dilacerar e exaurir o seio da mãe? Não podemos nos esquecer também do conceito, digamos, no mínimo, desconfortável de inveja inata. Enfim, Klein não é para principiantes – ou ao menos para quem nunca se aventurou num processo doloroso de análise pessoal ou navegou em outros mares da literatura psicanalítica. Ela toca no mais profundo, no âmago do psiquismo, cutucando as vísceras das vaidades de nossa constituição, pois sua escrita materializa aquilo que preferimos deixar jazido no esquecimento e na discrição.

A prática da análise com crianças pequenas mostrou a Melanie Klein que a nossa psique, desde os primórdios, é tomada por impulsos sádicos e vorazes. O instinto[3] de morte, na concepção dessa autora, interpela o indivíduo desde o momento em que ele chega nesse mundo – ademais, se nascer fosse bom, a gente não o fazia chorando.

O bebezinho desamparado deseja, sobretudo, voltar ao conforto do útero materno, portanto, seu ego frágil não sustenta a tensão provocada pelo instinto de morte que, para Klein, é potencialmente destrutivo. Assim, sua primeira defesa é cindir esse ego e projetar essa destrutividade para fora. Por outro lado, como diz o dito popular, teremos, então, "dois pesos e duas medidas". Ou seja, se o ego cinde e fica, por sua vez, despedaçado ao projetar suas angústias aniquiladoras para fora, o objeto externo também ficará cindido por efeito dessas penosas projeções. Desse modo, o bebê percebe a mãe que cuida e acalenta como um objeto bom, na medida em que a intensidade de suas projeções diminui – o que a autora chamou de seio bom. Simultâneo a isso, quando as projeções ocorrem de maneira muito avassaladora e desordenada, a mãe é sentida como ruim, por mais que ela exerça um cuidado por esse bebê – aqui, nos encontramos com o seio mau. É sempre essencial destacar essa questão de que, para Klein, o fator constitutivo é extremamente importante. Isso em hipótese alguma significa que a autora não deixa de atribuir importância ao ambiente, mas o impacto da força instintual inata é bem mais relevante à construção do ser.

---

3 O termo *Trieb* utilizado por Freud para designar pulsão (*pulsion*, em francês) foi traduzido por *instinct* por James Strachey para o inglês. Neste texto, seguimos essa tradução – instinto, em português, em vez de pulsão –, com o objetivo de sermos mais fiéis ao pensamento kleiniano.

Aos poucos, o mundo interno da criança é constituído pela intensidade de suas projeções, pois, de acordo com Klein, tudo aquilo que foi projetado volta a ser introjetado no psiquismo, colorindo uma tela abstrata de figuras desconstruídas ou, por vezes, mais ordenadas. Nesse sentido, o mundo externo sempre será interpretado e sentido por esse jogo de movimentos duais (projeção e introjeção). Diferente de outros autores, Melanie Klein nos mostra o quanto somos vulneráveis aos nossos próprios instintos e que uma vida predominantemente sem angústias, dominada por estados absolutos de prazer, são ideais que compõem uma tosca utopia que nunca será alcançada. Assim como o mar, temos estados mais brandos ou mais turbulentos, que sustentam a fluidez de nossa psique. À guisa de maior compreensão deste fenômeno, cito a autora:

> *O desenvolvimento do bebê é governado por mecanismos de introjeção e projeção. Desde o início, o ego introjeta objetos "bons" e "maus", sendo que o seio da mãe serve de protótipo para ambos – ele é um objeto bom quando a criança consegue obtê-lo e é mau quando ela o perde. Mas o bebê considera estes objetos "maus" por causa da agressão que projeta sobre eles, e não apenas porque frustram seus desejos: a criança os considera realmente perigosos – perseguidores que irão devorá-la, esvaziar o interior de seu corpo, cortá-la em pedaços, envenená--la – em suma, promover sua destruição de todas as maneiras que o sadismo pode inventar. Essas imagos, que são uma imagem distorcida de forma fantástica dos objetos reais em que estão baseadas, se instalam não só no mundo externo, mas também dentro do ego, através do processo de incorporação. Assim,* crianças muito pequenas passam por situações de ansiedade

> (e reagem a elas com mecanismos de defesa), cujo conteúdo pode ser comparado ao das psicoses nos adultos. *(Klein, 1935/1996, p. 304, grifo meu)*

A princípio, Klein nomeou esse período inicial da vida de posição esquizoide. Somente em 1946, em um de seus textos mais importantes, intitulado "Notas sobre alguns mecanismos esquizoides", a autora define e estabelece o conceito de posição esquizoparanoide. Nesta posição, as relações de objeto do bebê são parciais, pois ele não consegue ver/sentir a mãe em sua totalidade unitária, ou seja, a divisão entre bom e mau é predominante – não havendo maturidade suficiente para lidar com sentimentos ambivalentes. O neonato sente fortes angústias persecutórias, já que quanto mais intenso for o ódio projetado, mais cruel ele irá retornar ao mundo interno pela via da introjeção. Além disso, o sentimento de terror e a sensação de estar desintegrado causa um enorme incômodo à criança que está dominada pela implacável violência de Tânatos. Nesse período, é muito comum ouvirmos queixas frequentes de mães a respeito de seu esgotamento emocional durante os primeiros meses do recém-nascido. Elas usualmente afirmam que tudo que fazem ao bebê parece não ser bom o suficiente, já que o choro irrefreável é uma constante em sua rotina.

Por volta do final do quarto mês, contudo, essa situação começa a se transformar. O bebê passa a interagir mais com a mãe, correspondendo aos seus estímulos. Algumas mães dizem que esse é o início do tão aguardado momento de gratificação da maternidade, e a relação com o recém-nascido também se altera significativamente: ele sorri, repete pequenas palavras e sons, responde às excitações etc.

Com a predominância dos cuidados, das experiências boas e a diminuição da intensidade do instinto de morte, o lactente vai, aos poucos, introjetando no seu mundo interno as raízes de um seio bom. Esse movimento, por conseguinte, diminui a cisão do seu ego, pois as projeções das forças destrutivas também se amenizam. Desse modo, a mãe passa a ser sentida como um objeto total, ao mesmo tempo que o ego vai se integrando e ganhando maturidade psíquica para lidar com a ambivalência, pois a mãe que o bebê odeia e ataca (seio mau) nada mais é do que a mesma mãe que cuida e o acolhe (seio bom) – e o lactente deverá, então, aprender a lidar com essa nova realidade. Essa percepção, obviamente, gera outro nível de angústia, pois, se na posição esquizoparanoide o infante sofre com a desintegração do eu e a invasão de sentimentos persecutórios, na posição depressiva, o bebê sofrerá com o sentimento de culpa, por ter destruído, em fantasia, o mesmo objeto que ele ama e que lhe oferece os cuidados necessários. A criança, portanto, fica apavorada com a possibilidade de perder o seu objeto bom; e, simultaneamente, sentindo culpa pelos sentimentos agressivos que poderiam ter causado danos a ele, procura restaurá-lo de todas as maneiras, ou, em outro extremo, nega a sua importância. Havia sido o colapso da própria Melanie, após a morte do filho Hans, que a teria levado a uma possível dificuldade de elaboração do que ela mesma chamou de "posição depressiva"?

"Assim como a maior obra de Freud, 'A interpretação dos sonhos', foi resultado da autoanálise dele, '*The Psychogenesis of Maniac-Depressive States*' é uma investigação da psique de Klein" (Grosskurth, 1992, p. 233). Nessa posição, a saúde mental depende da internalização de um objeto bom, cuja preservação é sinônima da sobrevivência do ego. O fracasso em criar tal situação é a semente que faz brotar as angústias psicóticas posteriores. No estado maníaco-depressivo, por exemplo, há um temor extremo de que o próprio indivíduo contenha no seu interior objetos fragilizados ou mortos; e a defesa contra o reconhecimento dessa situação é a negação do valor do objeto internalizado, ou seja, a rejeição da própria realidade psíquica. O bebê procura se defender contra esses perseguidores internos por meio da expulsão e projeção – atividade que o lança novamente para a posição esquizoparanoide.

Sem dúvida alguma, a concepção do funcionamento psíquico para Melanie Klein foi uma de suas maiores contribuições à psicanálise. Seus escritos apresentaram a noção de uma psique viva, móvel e profundamente angustiada. Nossa autora não se prendeu à tese de um desenvolvimento compreendido por meio de fases lineares e passageiras – com datas e períodos definidos de início e término. Com essa nova proposta, ela nos ensina que nunca venceremos por completo qualquer uma dessas duas posições, mas, sim, estaremos o tempo todo lidando com as intercorrências que sustentam cada um desses estados. Para Klein, existem elaborações, ora mais profundas, ora menos, que nos auxiliam a lidar com os destinos de cada posição. Quando pensamos ter superado a posição esquizoparanoide e alcançado a posição depressiva, somos lançados às ansiedades da primeira novamente, na medida em que alguma agonia inominável nos atinge. Talvez essa maneira de compreender o nosso mundo interno auxilie a descontruir o pensamento atual orientado pela urgência do bem-estar imediato e permanente do indivíduo. Estamos sempre caminhando em círculo com as nossas posições, e é justamente isso que enriquece a nossa subjetividade e dá corpo ao nosso modo de ser.

A seguir, apresentarei mais detalhadamente as vertentes que edificam o estado complexo que nos domina enquanto permanecemos na posição depressiva, como os mecanismos de defesa que dificultam a sua elaboração. Com isso, pretendo lançar alguma luz sobre o relato de Styron e pensar de que modo a teoria kleiniana nos ajuda a compreender, de modo geral, as dores dilacerantes e o grau de paralisação que amparam a depressão patológica.

O temor da realidade e a dor não sentida

Pois aquilo que
Eu mais temia é realidade
E o que receava me aconteceu

Eu não estava em segurança,
Não tinha repouso, nem sossego;
Agora perturbação maior me castiga.
Jó

Esse é o poema escolhido por Styron para ser colocado na abertura de seu livro *Perto das trevas*. O que podemos pensar sobre a expressão do poema "eu não estava em segurança"? Existe, de fato, algum sentimento de segurança verdadeiro e duradouro em nosso interior? Após a explicação, apresentada no item anterior, a respeito do funcionamento psíquico para Klein, podemos presumir que há alguma garantia de segurança em nosso mundo interno? Ou estamos sempre nos equilibrando sobre a imprevisibilidade das nossas posições?

Antes de qualquer coisa, gostaria de salientar que o termo "posição depressiva" não sugere um estado de adoecimento psicopatológico. Muito pelo contrário, ele indica uma conquista, uma aquisição e um amadurecimento da nossa psique. Como já fora mencionado, trata-se do momento em que o bebê se responsabiliza pelos seus ataques destrutivos, feitos em fantasia; e reconhece a mãe como um objeto total (bom e mau, simultaneamente). Isso implica a maturidade para lidar com a dor e com a possibilidade de ter perdido o objeto amado por conta da intensidade de tais ataques. Ou seja, temos aí uma realidade dura de ser enfrentada, mas extremamente necessária ao nosso crescimento maturacional – parafraseando Winnicott.[4]

---

4 À guisa de curiosidade, o conceito de posição depressiva foi bastante elogiado e utilizado por Winnicott ao decorrer de sua obra. Na sua visão, ele considera uma conquista indispensável ao desenvolvimento maturacional, abrindo espaço para o sentimento de ambivalência e a responsabilidade de nossas ações em primeira pessoa. Ao leitor interessado, recomendo a leitura do texto "A posição depressiva no desenvolvimento emocional normal", de 1954, publicado no livro *Textos selecionados da pediatria à psicanálise*.

À medida que o ego se torna mais capaz de integrar as experiências e ver os objetos como totalidades relacionadas, ele também começa a experienciar uma espécie de tristeza e culpa concernentes ao possível estrago que os impulsos destrutivos ao objeto amado possam ter causado. Esse senso de mal-estar e desconforto, que Klein chama de *ansiedade depressiva*, expressa-se inconscientemente em termos de uma fantasia onipotente: "Fui responsável pela destruição do meu objeto amado?". O complexo de temor e culpa que surge desse senso de danificar um objeto, que pode agora ser visto como predominantemente bom e capaz de evocar tanto amor quanto ódio, constitui os baluartes da posição depressiva. Se não puder conter e lidar com essas novas ansiedades por meio do relacionamento com o outro e consigo próprio, o indivíduo retornará às amarras da posição esquizoparanoide.

Em uma passagem de seu relato, Styron (1991) escreve:

> *A depressão é um distúrbio do espírito, tão misteriosa e imprevisivelmente percebida pela pessoa – pela mente mediadora – que é quase indescritível. Sendo assim, permanece incompreensível para os que não experimentam sua forma extrema, embora o abatimento, "a tristeza" que nos acometem ocasionalmente e que atribuímos à agitação da vida normal, possam dar uma pálida ideia do que é essa doença na sua forma mais catastrófica. (p. 15)*

Todos nós experimentamos, pelo menos durante algum episódio da vida, uma sensação de tristeza, apatia, paralisação e imobilidade. Esses estados são normais e, na maior parte das vezes, nos conectam com o nosso íntimo mais profundo e, quando saímos desses cárceres imaginários, respiramos o ar da liberdade, alcançando as gratificações do amadurecimento. O problema é quando o cárcere se enrijece e os portões não se abrem. Somos consumidos pelas trevas da culpa entorpecente e, simplesmente, perdemos a vontade de continuar percorrendo os trajetos da vida. Esse é o maior prejuízo de não conseguir elaborar a nossa posição depressiva: somos afundados por uma agonia dilacerante, que se manifesta por meio de um estado catastrófico.

Em outra passagem de seu livro, Styron nos diz que aceitou a doença depois de vários meses de negação, durante os quais atribuía seu mal-estar e os acessos de ansiedade ao fato de ter deixado de beber. Para pensarmos essa situação, Melanie Klein escreve, em seu texto de 1935, que o sentimento de onipotência é o elemento mais característico da mania. "Além disso, a mania se baseia no mecanismo de *negação*" (Klein, 1935/1996, p. 318). De acordo com a autora, esse mecanismo se origina em uma fase muito inicial em que o ego em desenvolvimento procura se defender da mais séria e profunda de todas as ansiedades: o medo dos perseguidores internalizados e dos impulsos incontroláveis do Id (na posição esquizoparanoide). "Em outras palavras, *a primeira coisa a ser negada é a realidade psíquica*; depois disso, o ego pode negar boa parte da realidade externa" (Klein, 1935/1996, p. 318). Nesse sentido, o vício alcoólico de Styron pode ser visto como uma forma de negação da realidade psíquica. Em outro recorte do texto, mais para a frente, ele afirma: "[...] O álcool era o sócio mais velho e valioso do meu intelecto, além de amigo cuja ajuda eu procurava diariamente – procurava-o também, vejo agora, para acalmar a ansiedade e o medo incipiente, há tanto tempo escondidos num canto da masmorra do meu espírito" (1991, p. 47). E continua: "[...] Embora, como todos saibam, o álcool seja um forte depressivo, *jamais me deprimiu realmente durante toda a minha carreira de bebedor*, ao contrário, agia sempre como um escudo contra a ansiedade" (p. 49, grifo meu). Quando o autor suspende, portanto, o consumo de bebidas alcoólicas, em decorrência do uso de antidepressivos, a realidade externa (e interna) desmorona sobre ele, já que as próteses artificiais do Eu (como o alcoolismo) caem em desuso, perdendo a capacidade substancial de segurar a negação. Neste ponto, creio ser importante a citação de Klein:

> *O que, na minha opinião, é uma característica específica da mania é a* utilização do sentimento de onipotência *com o propósito de* controlar e dominar *os objetos. Isso é necessário por dois motivos: (a) para se negar o pavor que se tem deles e (b) para que o mecanismo (adquirido na posição anterior – a depressiva) de fazer reparação ao objeto seja levado a cabo. Ao dominar seus objetos, o maníaco imagina que conseguirá impedi-los não só de ferirem a si mesmo, mas também um perigo uns para os outros. (Klein, 1935/1996, p. 319)*

Não à toa, Styron nos diz que ficou surpreso ao verificar que a depressão pode ser tão grave quanto a diabetes e o câncer (1991, p. 16). Há anos ele se sentia triste e com um sentimento de vazio extremo, porém, negava essa dor e esse buraco psíquico preenchendo-os com as bebidas alcoólicas, por exemplo. Em outro momento, o autor escreve: "[...] Por motivos que, hoje tenho certeza, tinham a ver com a minha relutância em aceitar a realidade de que minha mente estava em estado de dissolução, eu não procurara um psiquiatra nas últimas semanas, quando os sintomas se intensificaram" (1991, p. 20). Contudo, qual realidade profunda e arcaica Styron negava veementemente? O que o havia impossibilitado de atravessar a posição depressiva com equilíbrio e sanidade?

Antes de discorrermos sobre essa questão, considero importante pensarmos sobre o seguinte recorte do relato de Styron, pois isso, certamente, lançará alguma luz sobre o aspecto psicótico do adoecimento depressivo. Cito o autor:

> *Havia também crises de ansiedade terríveis e violentas. Durante uma caminhada no bosque, acompanhado por meu cão num dia claro, ouvi um bando de gansos grasnando lá no alto, acima da folhagem luxuriante das árvores. Normalmente, o espetáculo e os sons teriam me encantado. Mas o voo das aves me fez parar, gelado de medo, e fiquei ali, paralisado, indefeso, tremendo, consciente pela primeira vez de que não se tratava de mera reação ao abandono do álcool, mas de uma doença séria cujo nome e cuja realidade podia finalmente conhecer. De volta a casa, não conseguia me livrar da frase de Baudelaire, vinda do passado distante e que há vários dias perambulava pela fronteira do meu consciente: "Senti o vento da asa da loucura". (Styron, 1991, p. 52)*

Klein nos dirá que o sujeito maníaco nega as diversas formas de ansiedade associadas à introjeção do objeto bom. "Esta depreciação da importância do objeto e o desprezo por ele, em minha opinião, é uma característica específica da mania [...]" (Klein, 1935/1996, p. 320). Nessa direção, a fim de compreendermos o contexto geral a respeito da origem dessa negação onipotente para, então, começarmos a pensar sobre ele de modo mais complexo e abrangente, cito um trecho do próprio Styron (1991):

> *Terminei por me convencer de que a condição mórbida tinha origem nos meus primeiros anos de vida – no meu pai, que lutou contra o monstro durante grande parte da sua vida e que foi hospitalizado, quando eu era menino, depois de uma rápida descida em espiral que, em retrospecto, acho muito parecida com a minha.*

> *As raízes genéticas da depressão aparentemente estão agora acima de qualquer controvérsia. Porém,* estou certo de que o fator mais importante foi a morte de minha mãe, quando eu tinha treze anos. *Esse abalo, essa dor precoce – a morte ou desaparecimento de um progenitor, especialmente da mãe, antes da puberdade, ou durante essa fase da vida – aparece repetidamente na literatura sobre a depressão como um trauma que pode criar um caos emocional quase irreparável.* O perigo é mais aparente quando o jovem atravessa o que chamam de "luto incompleto" – isto é, não consegue a catarse da dor e carrega no íntimo, por toda a vida, um misto de raiva e culpa, aliado a dor não liberada, a semente em potencial da autodestruição. *(p. 87, grifo meu)*

Styron, certamente, teve dificuldades de superar a perda de sua mãe, ou sequer teve a chance de vivenciá-la. Lendo trechos de sua biografia, disponível em alguns *sites*, sabemos que, após a morte dela, o seu pai, receando não poder criar o filho sozinho, enviou-o a um colégio interno. Assim, o nosso autor teve tempo de chorar por essa morte e sentir as ressonâncias dessa dor em sua própria carne? Ou as demandas familiares e as transformações da adolescência o impediram de sofrer? Os detalhes dessa história, infelizmente, não sabemos, mas o que temos plena certeza é que uma culpa consumia o autor; uma fenda em sua alma foi erigida desde essa abrupta perda. Uma fissura que não cicatrizava, tampouco com os curativos implantados pelo álcool, já que nunca havia sido efetivamente sentida. Tal ferida permanecia aberta e sangrando por dentro, incessantemente.

Styron simplesmente paralisou dentro da posição depressiva, não tendo suporte para elaborá-la – fator que fez a depressão se arrastar ao longo de sua vida. Voltando à afirmação de Klein de que o indivíduo, na mania, deprecia a importância do objeto e o despreza, podemos presumir que, no caso de Styron, uma culpa muito intensa se formou em seu mundo interno ao negar a morte de sua mãe, pois não sentir a dor dessa perda tão expressiva implicava em um desprezo inconsciente de sua importância. Nesse sentido, o preço que se paga pela negação é muito caro, pois ao negar os benefícios que o outro nos proporciona e reconhecer as suas qualidades para, assim, não poder sentir o sofrimento da perda, o indivíduo, sem saber, se afoga no mar de culpa que o consome de dentro para fora, atirando-o num abismo sem fim. Com isso, a psicanálise nos mostra que todo mecanismo de defesa tem o seu custo.

No artigo de 1940, "O luto e suas relações com os estados maníaco-depressivos", Melanie Klein retorna ao clássico de Freud "Luto e melancolia" (1917), tecendo suas próprias contribuições – como vimos, obtidas por meio de sua experiência pessoal. Cito, então, a autora:

> *Resta ligar a posição depressiva infantil ao luto normal. No meu ponto de vista, a dor trazida pela perda da pessoa amada é muito ampliada pelas fantasias inconscientes do sujeito, que acredita ter perdido seus objetos internos "bons" também. Ele tem a impressão, portanto, de que os objetos internos "maus" tornaram-se dominantes* e que seu mundo interno corre o risco de desintegrar. *Sabemos que a perda da pessoa amada cria o impulso de reinstalar o objeto amado perdido dentro do ego (Freud e Abraham). A meu ver, porém, o indivíduo não só joga para dentro de si (reincorpora) a pessoa que acaba de perder, como também reinstala os objetos bons internalizados (em última análise, os pais amados), que se tornaram parte de seu mundo interno desde as etapas mais arcaicas de*

> *seu desenvolvimento. Tem-se a impressão de que estes também foram destruídos sempre que se passa pela morte de uma pessoa querida.* Como consequência, a posição depressiva arcaica é reativada, juntamente com as ansiedades, a culpa e os sentimentos de perda derivados da situação da amamentação, da situação edipiana e de outras fontes. *(Klein, 1940/1996, p. 396, grifo meu)*

Assim, passagens como: "Depois, na sala de estar, experimentei uma curiosa convulsão interna que só posso descrever como desespero sobre desespero. Veio da noite fria. Jamais pensei que tamanha angústia seria possível" (Styron, 1991, p. 69) ou "Às vezes, mas não com muita frequência, essa mente conturbada volta-se para pensamentos de agressão contra outras pessoas. Normalmente, no entanto, dolorosamente voltadas para o interior, as vítimas de depressão tornam-se perigosas para elas mesmas" (Styron, 1991, p. 53). Esses e outros recortes demonstram claramente o que Klein quer dizer sobre o funcionamento psíquico quando escreve que o mundo interno do indivíduo fica preenchido de objetos maus e que, por conta disso, o risco de desintegração aumenta. Essa desintegração acaba por ser paralisante, impedindo o indivíduo de seguir em frente, produzir e, por conseguinte, criar – aqui, a depressão se apresenta como um protesto doloroso e rigidamente imposto perante as exigências neoliberais de produtividade e gozo. Styron (1991) declara: "Não podia mais me concentrar naquelas horas de trabalho e o ato de escrever tornou-se cada vez mais difícil, exaustivo, atolado; por fim, cessou" (p. 52).

Apesar dos fatores genéticos que não devem, em hipótese alguma, serem descartados, o episódio da perda de sua mãe foi um divisor de águas para o surgimento do adoecimento depressivo de Styron. Sem atravessar lentamente o período de luto ou sentir a tristeza de modo real – o que possibilitaria a introjeção da imago materna como um objeto afável e seguro –, o objeto bom não pôde ser reinstalado em seu interior, portanto, ao passo que o seu mundo interno desabava, toda a realidade externa também entrava em colapso. "De um modo geral, a loucura da depressão é a antítese da violência. É uma tempestade, sem dúvida, mas uma tempestade de sombras. [...] Finalmente, o corpo é afetado e sente-se esvaziado, roubado de toda a força" (1991, p. 53) – descreve o autor.

O objeto bom interno é, para Klein, a fonte de amor, segurança e gratidão. Quando recusamos sentir a morte ou a perda de alguém, perdemos, gradativamente, o contato com a nossa intimidade. É como se tentássemos segurar a tampa da panela de pressão que está prestes a explodir ou, simplesmente, negamos uma realidade difícil de encarar. Todos esses movimentos impedem que a posição depressiva seja somente uma passagem. Ela não vai embora, não segue o fluxo e empaca a correnteza do rio da vida, paralisando as águas que devem escoar para que sigamos adiante.

A elaboração da posição depressiva

O primeiro paciente[5] gravemente deprimido a gente nunca esquece. Lembro-me nitidamente quando abri a porta do meu consultório e avistei aquela figura apática, imóvel, paralisada e com o olhar assustadoramente vazio. Assim que entrou, cumprimentou-me dizendo: "Olá, sou depressiva e tomo remédios controlados para ter uma vida razoável". Respondi: "Olá, sou o Alexandre e estou aqui para lhe escutar". Ela esboçou um leve sorriso no canto da boca e,

5 O relato do caso de Maria foi elaborado tomando como base a minha experiência com pacientes deprimidos. Portanto, trata-se de uma construção de uma personagem fictícia, baseada em fatos reais. Utilizei esse recurso com o intuito de preservar a identidade dos meus pacientes, levando em consideração as questões éticas.

em seguida, se desculpou por não me dizer o seu nome logo de início. Chamava-se Maria.

Maria relatava, em seu discurso, um sentimento de culpa que não sabia conhecer a origem. Chorava com muita dor e intensidade a cada relato que dividia comigo – podendo ser desde uma lembrança da infância, até uma simples conversa que tivera recentemente com a sua mãe ou amigas. Há três meses estava afastada do trabalho por conta da depressão que a incapacitava de exercer as tarefas mais básicas do cotidiano. Alimentava-se muito pouco. Não tinha vontade de se arrumar. Ia para a análise apenas movida pelo "gás" dos psicotrópicos. Contou-me que passava o dia deitada, dormindo, anestesiando-se dos estímulos externos e das cobranças da vida.

Maria tinha 36 anos. Morava sozinha. Era filha única. Com o andar da análise, compartilhou comigo que sempre fora uma criança triste e adorava brincar com a sua própria companhia. Seus pais brigavam muito quando ela era pequena e, certa vez, após o pai perder a paciência e agredir a sua mãe, ele arrumou os pertences dele e foi embora de casa. Desde então, Maria nunca mais o viu, apesar de saber o seu paradeiro.

Perguntei a ela quando a depressão havia atingido o seu auge. Ela respondeu que há uns seis meses descobriu por uma tia próxima que o pai estava com um câncer altamente destrutivo e a probabilidade dele se curar era mínima. Contou isso chorando, mas também havia raiva e revolta na sua entonação. Em sua opinião, o pai estava recebendo um castigo por todo o sofrimento que tinha causado à sua mãe.

Entre uma sessão e outra, Maria era acometida por recordações que demonstravam que o pai não era uma pessoa má com ela. Levava-a para passear, ia buscá-la na escola, brincava com ela nos momentos de folga do trabalho, além de outras ocasiões que, a meu ver, traziam cor para o cenário cinza que frequentemente tomava conta da análise. Ao contar esses recortes, Maria não chorava.

Começou a presumir que todo ressentimento que tinha pelo pai estava muito mais ligado às dores que tomou por parte de sua mãe. Contudo, ainda após essa percepção, ela continuava dizendo que o pai tinha falhado gravemente com a sua criação, pois, mesmo depois de ter partido de casa, nunca mais ele procurou ir atrás da filha ou saber se ela precisava de alguma assistência. Neste momento perguntei a ela: "Será que foi por que ele não quis ou foi por vergonha?". Ela fixou seu olhar em mim e não respondeu. Esperei alguns minutos e completei: "A mesma vergonha camuflada de orgulho que também impede você de procurá-lo".

Maria foi no hospital ver o seu pai naquela mesma semana. Na semana seguinte, ele faleceu. Ela chorou muito nas sessões e por meses trazia recordações ainda mais vivas de sua infância ao lado dele. No entanto, agora, Maria estava livre da culpa. Conseguiu conversar com o seu pai e cuidou dele até o último dia em que ficou hospitalizado. Penso que, com essa reviravolta, o objeto bom interno foi erguido, ou melhor, ressuscitado no seu interior. Maria, aos poucos, livrou-se da depressão paralisante. Ela ainda faz algumas sessões de manutenção até os dias de hoje, pois a cicatriz do ressentimento permanece e é óbvio que às vezes dói, mas não se trata mais de uma agonia sufocante. Dá para respirar. Dá para viver (ou sobreviver).

A grande descoberta de Melanie Klein foi perceber que tanto o deprimido quanto a pessoa que fracassa no trabalho de luto têm em comum o fato de não terem sido capazes de estabelecer nos primórdios da infância seus objetos "bons" internos e de sentir seguros em seu mundo interior. Na realidade, esses indivíduos nunca superaram a posição depressiva. No luto normal, realizado sem negação ou o uso de defesas maníacas, a primitiva posição depressiva, que veio a ser revivida pela perda do objeto amado, modifica-se novamente e é superada por métodos semelhantes àqueles utilizados pelo ego na infância. O indivíduo passa a reestabelecer, gradualmente, o seu objeto amado realmente perdido; mas, ao mesmo tempo, está reestabelecendo também em seu interior os seus primeiros objetos amados – em última instância, os pais "bons" – a quem, quando bebê, em razão de projeções intensas do instinto de morte destrutivo, ele também sentiu medo de perder para sempre. É pelo reestabelecimento em seu próprio íntimo dos pais "bons", assim como a reconstrução do seu mundo interno devastado pelos objetos "maus", que o indivíduo supera sua dor, recupera a segurança e alcança a verdadeira paz e o equilíbrio psíquico. Portanto, os cuidados iniciais e a presença de um ambiente minimamente estável e acolhedor são necessidades essenciais para que ocorra a introjeção do objeto bom primário. Consultando trechos da biografia de William Styron, descobrimos que, além de seu pai também ter tido uma depressão patológica, sua mãe era uma figura aparentemente apática e abatida em razão de sua constante luta contra um câncer que durou vários anos até, por fim, culminar em sua morte quando o autor tinha apenas 13 anos. Nesse sentido, o que fica aparente é que a existência de um objeto bom seguramente estabelecido no interior do psiquismo de Styron, quando bebê, implicava em uma missão quase impossível de ser realizada, dado o contexto melancólico que cercava a sua família – fator que dificultou mais ainda a superação de seu luto.

Entretanto, nem tudo está perdido. Em algum momento da vida, seja pela via da psicanálise, seja pela via dos acontecimentos inesperados, mas instigantes, entramos em contato com um resto mínimo desse objeto bom primário perdido e, com muito esforço e pesar, conseguimos ressuscitá-lo, erguendo os alicerces de nossa estrutura que nos manterá em pé apesar dos tremores advindos do encontro com a dor.

Em uma passagem de seu livro, Styron (1991) nos conta:

> *Minha mulher estava deitada e me obriguei a assistir o* tape *de um filme no qual a atriz que havia trabalhado*

> *numa das minhas peças fazia um pequeno papel. Em certa parte do filme, passado em Boston, no final do século XIX, os personagens caminhavam pelo corredor de um conservatório de música, ouvindo uma passagem da* Rapsódia para Contralto *de Brahms, executada e cantada por músicos e por uma cantora, invisíveis. O som, como toda música – na verdade, como todos os prazeres – ao qual eu estava indiferente há meses, atingiu meu coração como uma adaga, e numa torrente de rápida lembrança pensei em todas as alegrias que aquela casa havia conhecido. As crianças que tinham corrido por ela, as festas, o amor e o trabalho, o sono honestamente merecido, as vozes e a vivacidade [...]. Compreendi que tudo isso era mais do que eu podia abandonar [...]. (pp. 71-72)*

Essa lembrança, revivida pela cena de um filme, salvou a vida de Styron do ato suicida que ele vinha pensando fixamente. Foi um respiro de ar antes do mergulho que, certamente, o trouxe de volta à superfície. No dia seguinte, impulsionado pela angústia e pelo medo do fim, Styron acordou sua esposa e deu entrada em sua própria internação no hospital psiquiátrico. Lá, ele se sentiu seguro e cuidado. Encontrou o repouso e ordenou o emaranhado de pensamentos persecutórios que atravessavam a sua psique. Podemos pensar, portanto, seguindo a linhagem kleiniana, que o ambiente confiável do hospital diminuiu a quantidade de projeções advindas do seu instinto de morte, integrando o seu ego e colocando-o diante dos desafios da posição depressiva. Neste espaço, sendo acompanhado por profissionais e encontrando o descanso desejado, Styron pôde sentir, em pequenas doses, as mágoas da tristeza, da culpa e do luto. Um processo de elaboração do seu mundo interno altamente dificultoso, diga-se de passagem.

Próximo do final do período de sua estadia no hospital, o autor escreve as seguintes palavras:

> *Estávamos então no começo de fevereiro e embora ainda abalado, eu acabava de emergir para a luz. Não me sentia mais como um sabugo, mas como um corpo no qual recomeçavam a circular algumas doces seivas vitais. Tive meu primeiro sonho em muitos meses, confuso, mas inesquecível. Havia uma flauta, um ganso selvagem e uma dançarina. (Styron, 1991, p. 82)*

Na nova dinâmica introduzida pela posição depressiva, o bebê descobre sua própria realidade psíquica: começa a distinguir entre a realidade exterior e suas próprias fantasias; sua crença na onipotência do pensamento, que o caracterizava na posição esquizoparanoide, se modifica; a distinção entre as coisas reais e seus símbolos torna-se possível. A posição depressiva aparece, portanto, como a condição necessária ao acesso às ideias, à criatividade e ao sonho. Como sonhar quando precisamos manter o controle onipotente para nos defendermos da impiedosa realidade? É possível sonhar quando o psiquismo, tomado pela culpa e pela negação, paralisa-se num estado de congelamento mediante uma perda não elaborada? Quando não elaboramos a nossa posição depressiva, a culpa se mistura ao ego, que se mistura às defesas maníacas, que se misturam ao espaço da criatividade; e, por fim, o ressentimento preenche a totalidade de nosso psiquismo com dor e ódio, mas, paradoxalmente, continuam negados e inacessíveis à nossa consciência. Aspectos tirânicos ou monstruosos do nosso superego arcaico perseguidor são revividos para nos punir enquanto evitamos o contato direto com a responsabilidade e a ambivalência. Por isso, talvez, o depressivo se condene tanto.

Por que, efetivamente, é tão difícil aceitar que a pessoa amada não existe mais na realidade? Melanie Klein responde esclarecendo que o trabalho do luto tem por objeto não a pessoa real, como já vimos anteriormente, mas o objeto bom interno, e que isso implica a necessidade de superar a regressão aos sentimentos predominantes na posição esquizoparanoide e também às defesas maníacas, para somente assim estar apto a restaurar um mundo interior vivo e suportável, um mundo onde há espaço para o sonho, para a criatividade e para a vida – no seu sentido mais amplo e real. Essa experiência penosa traz consigo, apesar da dor imensurável, um benefício considerável: elas promovem uma reconstrução interna e externa, sustentando as bases do que Freud chamou de sublimação. Para complementar o nosso raciocínio, cito, mais uma vez, as palavras de Styron (1991):

> *Assim, se essa teoria do luto incompleto tem alguma validade, e eu acho que tem, e se é verdade também que no mais recôndito abismo do comportamento suicida a pessoa está ainda sob a influência de uma perda imensa, procurando anular seus efeitos devastadores, então minha vitória contra o suicídio foi uma homenagem tardia à minha mãe. Sei que naquelas últimas horas, antes de me libertar, quando ouvi o trecho da Rapsódia para Contralto, de Brahms – que eu a ouvia cantar – ela estava toda na minha lembrança. (p. 88)*

Coincidência ou não, enquanto escrevia este texto, estava com o som ligado em meu escritório, ouvindo algumas músicas do estilo *folk*[6] que me remeteram ao tempo em que estudei em Londres. Costumo ir para a Inglaterra todo ano desde a primeira vez em que estive lá, pois sinto uma conexão surreal com a cultura e a história

6 Do inglês, *folklore*: *folk* significa "gente" ou "povo", e *lore*, "conhecimento". A expressão "música folk" é também um sinônimo de música tradicional, com raízes culturais e históricas de determinada sociedade.

britânica. No entanto, com a incidência da pandemia e o isolamento social, foi impossível realizar tal viagem no ano de 2020, e creio que o será também em 2021. Ao mesmo tempo, as notícias aterrorizantes a respeito do elevado índice de mortes e o descontrole da contaminação pela Covid-19 em nosso país têm me gerado uma angústia paralisante. Junto a esse cenário catastrófico, temos a administração, no mínimo, vergonhosa realizada pelas nossas instâncias (des)governamentais e o discurso genocida do excelentíssimo senhor presidente. Uma crise sem precedentes desestabiliza todas as nossas estruturas emocionais nos dias que se seguem. Com isso, vieram os terríveis episódios de insônia, ocasionando uma busca pelo aumento da frequência nas minhas sessões de análise pessoal.

Todos esses acontecimentos que compõem o nosso atual contexto exerceram sobre mim um impacto enorme que me impossibilitou de escrever por um bom tempo. Passava horas a fio em frente ao computador e nada saía, sequer uma sílaba inicial – o que me gerava ainda mais ansiedade. Quando decidi, então, me recolher, me abster de tantos estímulos e notícias aflitivas, porém, sem negar a sua existência, consegui, ao som do bom e velho *folk* britânico, conectar-me comigo mesmo. Mergulhar a fundo na minha posição depressiva e fazer dela um ato de misericórdia comigo mesmo que acabou impulsionando o meu ímpeto criativo. Por fim, a escrita aconteceu.

Acho importante compartilhar tal experiência com o leitor, pois encarar a dor e vivenciá-la, efetivamente, é um ato extremamente penoso, mas substancialmente necessário ao nosso crescimento interno. Entretanto, a capacidade de reativar o nosso objeto bom está intrinsecamente ligada a esse processo. Ao ouvir, na tranquilidade do meu escritório, a minha *playlist* de músicas *folk*, pude reviver momentos felizes da minha vida, como o brincar com os meus avós, o colo do meu pai, as conversas infinitas com a minha mãe; tudo isso fusionado à sensação de liberdade que sinto todas as vezes em que estou na Inglaterra ou viajando para qualquer outro lugar do mundo. Esse movimento interior e arcaico acendeu uma chama que estava apagada pelos sentimentos persecutórios e pela angústia de desintegração provocados pelo cenário atual apocalíptico. Em meio ao caos externo, é fundamental que tenhamos preservado o nosso refúgio interno – nossa principal alavanca que faz girar a engrenagem do aparelho criativo. Aqui, cito uma passagem belíssima de Julia Kristeva:

> *Se é verdade, como pensa Freud, que a sublimação resulta de uma renúncia bem-sucedida ao objetivo da pulsão, com um resquício de pulsão de morte, Melanie Klein acrescenta que uma tal renúncia se perfaz pelo processo do luto, com um resquício de pulsão de vida.* O acento incide sobre o aspecto criador da posição depressiva: *em vez de reagir por meio de defesas maníacas, se o ego é capaz de reparar o objeto perdido, pode se empenhar numa obra criadora que contém a dor e todo o trabalho de luto, em benefício do engendramento do símbolo. (Kristeva, 2002, pp. 93-94, grifo meu)*

Algumas palavras finais

Comecei este capítulo contando a trajetória de Melanie Klein, pois penso ser fundamental conhecermos a vida de um autor para sabermos a importância e o impacto dos fatos pessoais na elaboração de suas construções teóricas. A vida atravessa a teoria e a teoria é igualmente atravessada por ela; trata-se de um vaivém duplo que não funciona independentemente. Cada pesquisador se debruça sobre aquilo que lhe causa inquietação, e suas investigações são movidas por sua própria história. Foi assim com Freud, com Klein, com Bion, com Winnicott, com Lacan e, principalmente, com nós mesmos.

Ao longo de sua vida, Klein passou por várias perdas. O tema do luto, da angústia, do pesar e da dor sempre foram o carro-chefe de suas elaborações teóricas e clínicas. Dissemos, na primeira parte de nosso texto, que o luto que mais lhe marcou foi, certamente, a morte de seu filho Hans. No artigo de 1940, "O luto e suas relações com os estados maníacos depressivos", a autora analisa, como mencionamos, os sonhos de uma tal Senhora A., que é ela mesma. Acho relevante relatar, aqui, um desses sonhos que, para mim, é um dos momentos mais belos e tocantes deste ensaio kleiniano:

> *Duas noites depois ela teve outro sonho: estava voando com o filho e ele desapareceu. Percebeu que isso significava sua morte – que ele tinha se afogado. Sentiu como se ela também fosse se afogar* – mas então fez um esforço e se afastou do perigo, de volta para a vida. *(Klein, 1940/1996, p. 401, grifo meu)*

As associações, que a própria Klein construiu, mostraram que, no sonho, ela decidira não morrer com o filho, e sim sobreviver. Nesse mesmo sonho, o conhecimento inconsciente da sua perda é aceito com muito mais facilidade do que nos outros sonhos que ela havia tido antes. Os sentimentos de culpa que já se faziam sentir se deviam em parte a esse elemento de superação e aceitação da morte e da elaboração gradativa do luto do filho. Klein demorou seis anos, após a morte de Hans, para escrever e publicar este trabalho. É evidente, portanto, que nenhum luto é superado rapidamente – a menos que seja negado –, mas a nossa autora conseguiu trazer luz e fulgor para o terreno sombrio e inóspito onde habitam as agonias da perda; uma das dádivas de conseguirmos percorrer o caminho tortuoso da posição depressiva.

Styron foi capaz de escapar das garras da depressão patológica ao ressuscitar a presença do objeto bom interno, quando escutou a

"Rapsódia para Contralto", de Brahms, e lembrou-se de quando sua mãe a cantava para ele. Trata-se, aqui, de um reencontro com o seio bom, que Klein (1937) aborda no texto "Amor, culpa e reparação". Cito a autora:

> *Afirmei que o sentimento de culpa e a necessidade de fazer reparação estão intimamente ligados à emoção do amor. Se, no entanto, o conflito arcaico entre amor e ódio não for trabalhado de forma satisfatória, ou se a culpa for forte demais, isso pode levar a um afastamento da pessoa amada ou à sua rejeição. Em última análise, é o medo de que a pessoa amada – de início, a mãe – possa morrer por causa dos danos que lhes são infligidos na fantasia, que torna intolerável a dependência em relação a essa pessoa. (Klein, 1937/1996, p. 362)*

Até que ponto a ausência de maturidade psíquica atrelada às relações primárias objetais de Styron foram responsáveis por introjetar uma culpa inconsciente pela morte de sua mãe, tornando a dependência com o objeto perdido uma situação insuportável? São respostas que, certamente, não podemos dar com precisão, pois estamos apenas realizando explorações psicanalíticas do relato compartilhado pelo autor. Na verdade, a meu ver, não foi apenas a lembrança de sua mãe cantando a "Rapsódia para Contralto" que retornou ao psiquismo de Styron, mas todas as ocasiões boas foram reativadas com esse contato reminiscente, o que lhe garantiu segurança, conforto e, consequentemente, amenizou o seu intenso sentimento de culpa inconsciente – tudo isso aliado ao cuidado dos amigos e à companhia sempre presente de sua esposa. Descrevo a letra de tal canção para podermos tecer as últimas considerações:

Contralto:

Quem é esse, que vaga sozinho?
No meio dos arbustos se perde
Atrás dele, os arbustos
Se fecham novamente.
A grama se move para trás, de novo
E o vazio o engole.

Ah, quem mitigará a dor daquele
Que encontra veneno no bálsamo?
Daquele que bebeu o ódio da humanidade
Na taça do amor?
Antes escarnecido, agora escarnecendo
Ele secretamente desperdiça
Seu próprio mérito
Ao buscar inutilmente por si próprio.

Contralto e coro masculino:

Pai de amor,
Se há em teu saltério,
Uma melodia que fale ao teu ouvido,
Reviva esse coração,
Vire a sua luz desanuviada
Para baixo, para as milhares de fontes
Ao lado da alma sedenta
No terreno baldio.

(Johann von Goethe, 1976, tradução feita pelo prof. dr. Alfredo Naffah Neto)

A vida não seria um eterno vagar sozinho até nos perdermos entre os arbustos? No entanto, é difícil sustentar tal solidão enquanto vagamos perdidos em busca de algum sentido. Não me refiro, aqui, àquela solidão de quando estamos sem a companhia de alguém, mas à solidão de nos depararmos com a fenda obscura do nosso próprio interior. Aquela que surge quando descemos do pedestal erguido com acuidade por nossa onipotência. Falo da solidão que fica quando reconhecemos a perda e paramos de negá-la. Essa é a mais cruel e provoca a pior dor na cavidade de nossas entranhas e, por esse motivo, a evitamos freneticamente. Contudo, esses mecanismos de defesa nos lançam diretamente em direção ao vazio que nos engole. A vida nada mais é que uma busca incessante por uma melodia que fale ao nosso ouvido e, com isso, reviva o nosso coração – como nos ensina a bela rapsódia.

A psicanálise pode ser uma boa alternativa para reacendermos o que há de bom em nosso interior, ao nos colocar diante da dor que tanto negamos. Foi assim com Klein. Muito embora, talvez, notar a delicadeza dos sons da natureza, observar a inocência do brincar infantil, admirar a beleza intrínseca de um poema, experimentar o calor de uma brisa de verão nos dias frios ou simplesmente sentir a potência da melodia de uma canção possa vir a ter o mesmo efeito. Foi assim com Styron.

Referências

Freud, S. (1915). Considerações contemporâneas sobre a guerra e a morte. In *Cultura, sociedade, religião: O mal-estar na cultura e outros escritos* (pp. 99-136). Belo Horizonte: Autêntica, 2020.

Grosskurth, P. (1992). *O mundo e a obra de Melanie Klein.* Rio de Janeiro: Imago.

Jackson, P. (Diretor). (2002). *O senhor dos anéis: as duas torres* [filme]. Estados Unidos: New Line Cinema.

Klein, M. (1935). Uma contribuição à psicogênese dos estados maníaco-depressivos. In *Amor, culpa e reparação e outros trabalhos* (pp. 301-329). Rio de Janeiro: Imago, 1996.

Klein, M. (1937). Amor, culpa e reparação. In *Amor, culpa e reparação e outros trabalhos* (pp. 346-384). Rio de Janeiro: Imago, 1996.

Klein, M. (1940). O luto e suas relações com os estados maníaco--depressivos. In *Amor, culpa e reparação e outros trabalhos* (pp. 385-412). Rio de Janeiro: Imago, 1996.

Klein, M. (1959). *Melanie Klein: autobiografia comentada.* São Paulo: Blucher, 2019.

Kristeva, J. (2002). *O gênio feminino: a vida, a loucura, as palavras. Tomo II: Melanie Klein.* Rio de Janeiro: Rocco.

Nietzsche, F. (1908). *Ecce Homo.* São Paulo: Rideel, 2005.

Styron, W. (1991). *Perto das trevas.* Rio de Janeiro: Rocco.

4. A depressão a partir de um vértice bioniano considerando o livro *Darkness visible* de Styron

Claudio Castelo Filho

À guisa de introdução

Escrevi no trabalho "On the verge of madness: creativity and the fear of insanity"[1] uma situação vivida em atendimento analítico em que o paciente se mostrava completamente desalentado e tratando todo o contexto que compartilhávamos no consultório como de total ausência de perspectivas favoráveis e que tudo o que produzíamos e poderíamos produzir seria em vão. Sua fala era desvitalizada e desvitalizante. Vi-me por vários minutos sem ter o que dizer e continuei observando. Uma visão surgiu diante de mim em que um homem de cabelos encaracolados e louros, de camisa vermelha, passava entre mim e ele fazendo troça de minha pessoa e desaparecia subitamente pela porta, tal como uma aparição. Recuperado do

1 In A. Alisobhani & G. J. Corstorphine (eds.). (2019). *Explorations in Bion's 'O'*. Londres: Routledge, pp. 175-183. Em português, está publicado com o título "Na fronteira da loucura: criatividade e o medo da insanidade". In C. J. Rezze; C. A. V. de Camargo & E. S. Marra (orgs.). (2016). *Bion: transferência, transformações, encontro estético*. São Paulo: Primavera Editorial, pp. 56-82.

susto, e considerando tratar-se de uma imagem-sonho que seria um *fato selecionado* que organizava a experiência da sessão, disse ao analisando que não estaríamos sós na sala. Assustado, ele disse: "Não sei como você sabe disso, mas penso ser verdade, que há mais alguém aqui". Indaguei-lhe quem seria. Ele respondeu que na infância dele se diria que era o "outro". Pedi que me esclarecesse o que queria dizer com "o outro". Ele replicou: "O diabo". Fiquei uns instantes em silêncio e então disse: "Penso que realmente aqui há um diabo muito invejoso e que não suporta que você possa estabelecer uma relação criativa, amorosa e frutífera comigo. Que nós formemos um par fértil e feliz. Tampouco suporta que você possa fazer um par amoroso e fértil com você mesmo, sempre se esforçando para provar que tudo o que poderíamos fazer, ou toda colaboração que você pudesse ter consigo mesmo vai resultar em algo inútil, estéril, desolador". Surpreendido, o analisando reconhece a situação. Em seguida, abriu-se a possibilidade de comunicar-se de maneira frutífera comigo, em que foram surgindo aspectos seus que considerava diabólicos e inaceitáveis, que eram contraditórios aos seus valores e àquilo que ele considerava ser admissível. A relação pode se expandir a partir daí (não sem altos e baixos e idas e vindas).

Uma das características que observo em pessoas de caráter melancólico (a despeito de Styron, penso que a nomeação da melancolia proposta por Freud, discriminando-a do luto, é um termo afortunado) é uma impossibilidade de satisfazer-se com aquilo que existe e está disponível. A começar consigo mesmas. A própria natureza e a própria personalidade estão sempre muito aquém do que seria desejável e aceitável, colocando-se um parâmetro quase que invariavelmente inatingível, para não dizer divino.

Todavia, quero deixar claro que a descrição do escritor de seu estado remete mais a estados psicóticos ou mesmo a um colapso psicótico quase total. A sua depressão é decorrente da impossibilidade de encontrar uma saída para a desintegração que passou a viver por falta do equipamento mental de que necessitava, e não em razão de algum tipo de integração depressiva, da posição depressiva de Klein (1935/1950), que é vivida e nomeada por ele (sem que ele saiba disso) somente no final de seu depoimento. Procurarei deixar isso claro a seguir.

As contribuições de Bion para pensarmos a depressão

Há duas qualidades de depressão: uma por conta da falta de uma mente que seja capaz de processar e assimilar experiências emocionais – levando o indivíduo a um impasse –, e outra decorrente de seu desenvolvimento e da integração de aspectos da personalidade e reconhecimento de vivências de amor e ódio associados a um mesmo e único objeto, na posição depressiva de Klein, em que, havendo a expansão da mente por meio dessa evolução, essa pode ser utilizada para lidar com os problemas vividos. Todo insight é depressivo e essa qualidade de depressão é de essencial importância para a saúde mental. Já a depressão decorrente da impossibilidade de se evoluir da posição esquizoparanoide é aquela descrita por Styron.[2]

Não é possível haver insight, a percepção da correlação de objetos ou vivências até então percebidas como não tendo qualquer conexão, sem que haja a tolerância da ambivalência em relação aos objetos – que o seio bom e o seio mau sejam percebidos como o mesmo objeto –, o que permite a vivência de *common sense* (Bion, 1992) – que se apreenda algo em comum revelado pelos diferentes sentidos e pelas diferentes emoções. A posição depressiva também

2 Há aspectos não psicóticos de sua personalidade que permanecem preservados e observam os aspectos psicóticos que seguem num crescente de desagregação. Ver Bion, W. R. (1967/2007).

é inseparável da situação edípica – o acasalamento do seio bom com o seio mau para a formação de um único objeto amado e odiado é um equivalente ao reconhecimento da cena primária e da possibilidade de se suportar a inveja, o ciúme, a rivalidade do casal parental, porém, igualmente amado e admirado, e dos sentimentos de culpa e depressão relativos aos ataques feitos ao seio, ao par, durante a posição esquizoparanoide. Isso pode se dar por dois fatores: o primeiro seria contingencial (que penso ser o de Styron), e o segundo, constitucional.

No contingencial, levo em consideração as ideias de Melanie Klein e de Wilfred Bion que destacam as relações do bebê com a mãe (ou quem exercer as funções, sobretudo, psíquicas, associadas a ela, ao seio).

Bion propôs uma função, a qual chamou de alfa (Bion, 1965/1977). Essa função teria a capacidade de transformar as experiências vividas pelo bebê e as impressões sensoriais que seus órgãos dos sentidos captam em representações, ideogramas, imagens-sonho, que ele denominou *elementos alfa.* Essa função se dá por meio de algo que ele chamou de *reverie* – um estado de mente receptivo capaz de assimilar a turbulência emocional (Bion, 1976/2008) fomentada na mãe quando de seu contato com o infante, contendo-a, metabolizando-a e transformando-a em algo que é propriamente mental, diferente de sensações físicas, corporais, ou da vivência de *coincidência de uma percepção da coisa em si que ela representa* – que ele denominou de *elementos beta.* Explico melhor por meio da citação de uma outra obra de minha autoria:

> Reverie *é a denominação dada por Bion à capacidade de digerir, sonhar as experiências emocionais. No princípio, os fatos costumam ser sentidos como intoleráveis ou indigestos pela mente do bebê. A mente pouco desenvolvida*

> *busca um continente, através de identificações projetivas [...], para conter e transformar essas vivências em algo que possa ser tolerável e aproveitado. Geralmente, nos primórdios da vida, essa função é exercida pela mente da mãe (quando tem desenvolvimento mental para exercê-la). Pode-se traçar um paralelo com a função física de amamentar. A mãe ingere alimentos sólidos impossíveis de serem absorvidos pelo bebê e os transforma em leite, que ele pode assimilar. Com a experiência, o bebê que se desenvolve poderia expandir sua capacidade digestiva para alimentos que anteriormente não era capaz de digerir. Isso ocorreria, igualmente, com as experiências mentais se a mãe*[3] *tiver essa condição mental desenvolvida. (Castelo Filho, 2015, p. 50)*

Quando não ocorre a função alfa, ou ela está prejudicada, as sensopercepções e as emoções são experimentadas como objetos concretos, coisas em si, sensações corporais (como ocorre amiúde da hipocondria), não havendo simbolização. Há equações simbólicas como proposto por Hanna Segal,[4] e não propriamente simbolização. Neste estado, não há dúvida, o que se pensa é igual ao que existe. Não há diferença de pensamento de fato. Um pensamento equivale a um fato, e um fato pode ser tratado como se sonho fosse, sem haver distinção entre uma coisa e outra. Bion também chama a atenção para a crença de que as ciências duras teriam objetividade, mostrando sempre que todo o equipamento desenvolvido para observar e medir qualquer fenômeno é construído a partir de construtos teóricos humanos, abrangem algo restrito ao espectro de percepção de nossos sentidos (na ilusão de que a realidade estaria limitada

---

3 Em análise, seria a função do analista.

4 Ver Almeida, A. P. (2020).

por aquilo que podemos "enxergar", "ouvir" etc.), e a avaliação do que os equipamentos supostamente registram ou medem também é sempre limitada pela subjetividade do intérprete. A convicção de que o que é registrado ou mensurado é equivalente ao que existe corresponderia a um pensamento psicótico/elemento beta, em que não opera a função alfa, não havendo distinção de percepção, ideia, de coisa em si (ver o "Summary of contents" do livro *Learning from experience*). Em outras palavras, a crença em uma "objetividade" que exclui o subjetivo é expressão de pensamento psicótico.

Pensamento ou funcionamento psicótico não é algo que ocorre somente em quem está em um surto, ou é um esquizofrênico institucionalizado. Todos nós temos aspectos psicóticos e não psicóticos (Bion, 1967/2007, pp. 43-63), porém, em algumas personalidades, os aspectos psicóticos prevalecem sobre os não psicóticos, que ficam a serviço dos primeiros. Nos fanatismos religiosos ou políticos, por exemplo, isso fica mais explicitado, pois a razão está completamente a serviço dos aspectos psicóticos. Há verdades absolutas e as ideias são indistinguíveis de coisas em si, de fatos, do que seria a realidade última, nesse estado mental. Não se percebe que se trata de interpretações de fatos ou de experiências. As percepções são inseparáveis do que seria a realidade última (que Bion chamou de 'O' – a coisa em si, o númeno,[5] inalcançável e incognoscível). Na condição de humanos, e não de deuses, sempre temos acesso a interpretações, conscientes ou não, do que seria a realidade última. Aquilo a que que temos acesso seria o que ele chamou de *transformações*. Quando uma transformação se confunde com uma coisa em si, a realidade última, ele nomeia esse estado como transformações em alucinose e em alucinação. A maneira como uma

---

5 No kantismo, a realidade tal como existe em si mesma, de modo independente da perspectiva necessariamente parcial em que se dá todo o conhecimento humano; coisa em si, nômeno, noúmeno. [Embora possa ser meramente pensado, por definição, é um objeto incognoscível.]

pessoa ou um paciente, nessa condição, me enxerga não comporta dúvida. Como esse indivíduo me vê é o que eu "sou". O que ele ouve não é o que ouve, mas necessariamente o que digo. A leitura de um livro não é uma leitura, mas é percebida como o que "está escrito".[6] A dúvida é insuportável, e o que existe se confunde com a percepção e com o "pensamento" dela. Coloquei pensamento entre aspas nessa condição porque Bion distingue esse estado em que predominam os elementos beta e a ausência de dúvida, na vivência de concretude daquilo que se vive, de outro em que há elementos alfa, ideogramas, em que as imagens não correspondem a si mesmas, são capazes de ser usadas como representantes ou símbolos que podem se articular em sonhos e pensamentos propriamente. O pensar, para Bion, só existe a partir do estabelecimento da função alfa e da transformação dos elementos "concretos" coisa em si em elementos alfa.

Voltando ao bebê. Quando este sente fome, angústia, medo, ansiedade, frio, calor, dor etc., todas essas vivências são experimentadas como coisas sólidas e concretas, como um pedregulho. Para um lactante ou para uma pessoa com recursos mentais pouco desenvolvidos, essas vivências são intoleráveis, e o modo de lidar com isso é a expulsão em fantasia onipotente dessas vivências por meio do que Klein (1946/1980) denominou identificação projetiva. Se ele for suficientemente dotado de capacidade para suportar frustração e encontrar uma mãe/seio capaz de assimilar a turbulência emocional de ser depositária das identificações

---

6 Mesmo quem escreve não tem acesso ao que está escrito. Sempre fará uma leitura da realidade última, texto impresso, ou digital, que é uma realidade última, O, inalcançável. Quando a leitura – transformação feita pelo leitor da realidade última texto se transforma naquilo que está escrito, estamos no campo da psicose, dos elementos beta. Em certos círculos "religiosos", isso fica patente: a interpretação de um texto sagrado não é assim percebida – mas, sim, como o que "está escrito". Tal modo religioso de pensar também ocorre amiúde em círculos científicos.

projetivas e tiver desenvolvido sua função alfa e sua capacidade para reverie, essas vivências concretas, para ele intoleráveis, poderão ser tornadas elementos-alfa, que podem se constituir em representações, imagens-sonho, pensamentos, narrativas. Estes últimos, ao serem comunicados pela mãe ao bebê, poderão ser assimilados por ele e, quando isso ocorre, a própria mente do lactante também se expande, desenvolvendo internamente a mesma função-alfa que a mãe-seio exerceu. Um exemplo simples disso são as canções de ninar em que experiências terroríficas são tornadas palatáveis. Por outro lado, esse movimento pode desestabilizar uma mãe (ou quem estiver nas funções dela) caso não disponha de suficiente equipamento mental para acolher e assimilar, se possível digerindo, as vivências emocionais intensas que são mobilizadas, repelindo o encontro, ou suportando-o por "obrigação moral", ou fazendo um *splitting* entre cuidados físicos e cuidados psíquicos. O bebê pode receber cuidados físicos sem ter acolhimento para as suas experiências emocionais, que, desse modo, não podem ser elaboradas por meio da função alfa da mãe. Quando ela consegue dar conta de tal demanda psíquica, a identificação projetiva das vivências insuportáveis do bebê pode ser introjetada pela mãe, digerida e, consequentemente, devolvida de uma maneira assimilável por ele, desenvolvendo a função alfa do último, ampliando sua condição para maior contato, reconhecimento e aceitação de suas tempestades emocionais, que poderão dar sentido àquilo que experimenta e vive.

O não desenvolvimento da função-alfa em um indivíduo incapacita-o de acolher dentro de si aquilo que vive e experimenta, particularmente suas experiências emocionais, que, não digeridas, são experimentadas como objetos maus concretos que o invadem. Caso a situação se acirre, passa não somente a tentar expulsá-los por meio das identificações projetivas, mas igualmente seu próprio aparelho mental junto com o aparelho perceptivo, fragmentando-os e ejetando-os na busca de alívio. Paradoxalmente, tal estilhaçamento e ejeção do equipamento sensoperceptivo e das experiências emocionais não assimiladas por não terem sido digeridas nem transformadas em *elementos alfa passíveis de formar sonhos* e pensamentos, representações, leva à destruição do próprio aparelho que se requer para lidar com essa turbulência, levando a um círculo infernal, em que o que aliviaria momentaneamente aniquila a chance de uma real saída da situação.

Como podemos verificar na narrativa de Styron,[7] chega um momento em que ele não é mais capaz de sonhar e, portanto, de dormir. É o colapso de sua capacidade de digestão mental de suas experiências e da sua "função alfa". Não podendo transformar experiências emocionais e sensoriais em elementos alfa – que podem se articular constituindo sonhos, pensamentos, pensamentos-sonho, narrativas, mitos –, ele não consegue sonhar, e, tal como propõe Bion alterando a proposta de Freud, consequentemente não dorme e tampouco acorda. Para Bion, só pode dormir quem pode sonhar. Uma pessoa não "acorda" porque teve um pesadelo. "Acorda" porque não pode fazer um (Bion, 1962/1977, pp. 7-8).

Retomando o fator contingencial. A perturbação do desenvolvimento da função alfa de um indivíduo pode se dar por não encontrar no seu ambiente mãe ou responsável por cuidar dele que seja capaz de acolher suas identificações projetivas que lhe são devolvidas de forma violenta e não processadas (atuações, indiferença, irritação). No outro polo, havendo um seio/mãe com recursos capaz de reverie e função alfa, a reintrojeção dessas vivências agora com sentido auxiliam-no a desenvolver sua própria função alfa – assim como a

7 "A dor persistiu durante a visita ao museu e atingiu um crescendo nas horas seguintes quando, de volta ao hotel, deitei-me na cama e fiquei olhando para o teto, quase imóvel, num transe de desconforto supremo. [...] Uma das características mais insuportáveis desse interlúdio era a impossibilidade de dormir" (Styron, 1991, p. 24).

digestão de elementos como verduras, frutas, carnes etc. pela mãe, transformadas em leite que pode ser assimilado pelo bebê, que, ao ingeri-lo, desenvolve seu trato digestivo, tornando-se com o tempo capaz de digerir ele mesmo os outros alimentos que de início não podia. O mesmo aconteceria com o equipamento mental.

Se o continente encontrado, mãe/seio, ou equivalente em alguma outra pessoa que faça essa função, for ele próprio incapaz de *reverie* e função alfa, ele devolve ao bebê uma "contraidentificação" reativa, tal como ocorre em um analista que não tenha suficiente equipamento mental desenvolvido para lidar com as identificações projetivas do paciente e, por meio de atuações contratransferenciais, devolve uma experiência emocional que pode ter sido despojada de sentido e investida de ódio pela solicitação que não pode ser acolhida, que penetra de volta no bebê como um terror sem nome (Bion, 1967/2007, p. 116). Uma experiência devastadora.

Penso que, por aqui, posso estabelecer uma relação com as descrições de Styron de suas vivências que não podem ser processadas e que não adquirem sentido para ele, a despeito da agudeza desesperadora do que experimentava. Note-se que o autor resolvia inicialmente suas angústias por meio do álcool. Em português, há a expressão que descreve o bêbado como estando mamado. Alcoolismo é a expressão de um problema com os seios. A ingestão do álcool procura substituir *maniacamente* a ausência de objetos bons reais (um seio bom real) por outros alucinados; porém, por falta de consistência real, precisam ser constantemente recarregados. A falta de substância desses objetos (seios-leite-nutrição psíquica) idealizados e alucinados faz com que logo se volatilizem (como o álcool e seu efeito). Styron diz não ter passado por mania, mas o alcoolismo é a procura de um estado maníaco para evitar a depressão melancólica e o reconhecimento de uma fome mental crônica que chega às margens da completa inanição. A não transformação de elementos beta em elementos alfa incapacitando a atividade de sonhar impede a mente de se nutrir. A substituição de contato com experiências reais, o que sempre implica em tolerar frustração de objetos não ideais por outros alucinados, "mentiras", envenena a mente e pode levá-la à morte, mesmo que a carcaça permaneça viva.

A psicanálise e o progresso de Styron

É de se notar que em nenhum momento o autor se refere à psicanálise. Fala de terapias comportamentais cognitivas e tratamentos psiquiátricos. Quando se refere a Freud, é de maneira deletéria, mencionando o terapeuta de grupo presunçoso e arrogante. Cito o autor:

> *Mas a terapia de grupo não me ajudou em nada a não ser me deixar furioso, talvez porque era dirigida por um odioso e jovem psiquiatra, dono da verdade, com uma barba escura em forma de espada (*der junge Freud?*) que, enquanto tentava fazer com que revelássemos as sementes das nossas misérias, alternava a condescendência com a provocação e ocasionalmente reduzia um ou dois pacientes, tão desamparados com seus quimonos e rolinhos nos cabelos, a uma crise de choro que para ele era extremamente satisfatória. (Styron, 1991, p. 80)*

Não nego, porém, que suas observações possam ser adequadas. Muitas pessoas se tornam caricaturas de terapeutas, psiquiatras ou psicanalistas.[8]

---

8 No final dos anos 1980, em um seminário clínico com Frank Philips (analista didata da Sociedade Brasileira de Psicanálise e da British Society of Psychoanalysis, já falecido), uma colega disse-lhe que seu maior sonho era se tornar psicanalista. Philips retrucou dizendo: "Então não é sonho! É pesadelo". Entendi seu

Todavia, alguém como a arteterapeuta, citada por Styron, pode estar tomada pelos modos estereotipados que considera serem os adequados para sua performance, mas ser capaz de real acolhimento de dor psíquica a despeito do "roteiro" que segue, o que me parece ter sido captado por Styron, que se tomou de afeto por ela.[9]

Paradoxalmente, a solução de seu drama é totalmente "psicanalítica". Ele fala de "subconsciente", um termo que não tem relação com a psicanálise – que prefere o termo *inconsciente*, desde Freud. Sua solução, como veremos a seguir, está no reencontro com o seio/mãe, ao ouvir a belíssima "Rapsódia para Contralto" de Brahms[10] que ela costumava cantar para ele quando pequeno. O seio o resgata no último instante. O seio negado e cuja perda não foi suficientemente reconhecida não pôde se instalar de maneira consistente em seu interior. Até que o reencontrou no extremo desespero. Sua narrativa poderia perfeitamente se encaixar no trabalho de 1937 *Love, guilt and reparation* de Melanie Klein. Reencontrado o seio, a função alfa pode voltar a operar, e Styron pode começar a voltar a *pensar*. A parte não psicótica da personalidade pode funcionar para resgatar a psicótica, e a razão passa a operar a serviço da primeira, e não mais

---

comentário como enfatizando que, se alguém se torna um psicanalista, virou um personagem, uma caricatura. Psicanalista é uma função, não é o substituto de uma personalidade. Essa função poderá ser realmente exercida se a pessoa for ela mesma, se com análise pessoal puder chegar mais perto de ser aquilo que de fato é, e não a imitação de alguma coisa.

9 "Passei então pelos estágios intermediários de recuperação até chegar a uma cabeça rosada e angelical com um sorriso de 'Um Bom Dia para Você!' Por coincidir com a época da minha alta, essa criação encantou minha instrutora (de quem acabei gostando, mesmo contra a vontade) pois, segundo ela, era o símbolo da minha cura e, portanto, mais um exemplo do triunfo da Terapia da Arte sobre a doença" (Styron, 1991, p. 81).

10 Obra dada como presente de casamento para Julie, filha de Clara e Robert Schumann, que faz o retrato metafísico da alma de um misantropo que deve buscar suporte espiritual para lidar com seu sofrimento, e teria poderosos paralelos com a vida e o caráter de Brahms.

o contrário. A mãe internalizada (função materna desenvolvida na mente) pode cuidar do bebê (aspectos primordiais que permanecem existindo em todos nós e que são fundamentais em todo processo criativo e de vida, desde que acolhidos e amparados pela função materna/adulta que evolua internamente).

O não encontro com um seio acolhedor e capaz de *reverie* e função alfa pode ser vivido pelo bebê como resultante de sua agressão mortífera diante das frustrações que experimenta ao não encontrar com o seio que realize as funções buscadas de assimilar, digerir, elaborar e devolver com sentido as identificações projetivas que faz (Bion, 1962/1977). Tal como propõe Melanie Klein (*Notes on some schizoid mechanisms*, de 1946, e em *Love, guilt and reparation*, de 1937), o seio/mãe pode ser sentido como tendo sido destruído pela violência do bebê frustrado (teria Styron vivido a morte da mãe como resultante de seu ódio destrutivo?). Como não surgem outras experiências em que ele possa reaparecer na integridade de suas funções e na sua capacidade de amar – *reverie* é função do amor da mãe –, a vivência não passível de representação e sentido do bebê é de que essa destruição se deu de forma definitiva, sem chances de reparação – o que resulta nos estados de depressão melancólica. A mania é um estado alucinatório em que o seio morto e destroçado é "ressuscitado" de maneira onipotente e mágica, porém efêmera, levando a outro colapso melancólico.

Considero que a pessoa de talento ou gênio pode usar suas capacidades criativas para tentar restaurar o seio atacado e danificado (que em seu íntimo pode sentir, sem realizar,[11] como se fosse sua a responsabilidade por essa destruição). Há, contudo, limites

11 Anglicismo que passou a ser corriqueiro entre os psicanalistas brasileiros que surgiu a partir de "*to realize*", que poderia também ser traduzido como dar-se conta, perceber a realidade de algo que era somente uma ideia ou pré-concepção ou preconcepção (Bion, 1962/1977).

para tal. No trabalho ficcional de Styron, ele produz uma série de personagens femininas (mãe/seio) em extremos de desamparo e dor. Ele recria esse seio desalentado e destroçado e tenta lhe dar vida por meio de suas tramas. Até que esse recurso acaba por se esgotar e ele desmorona.

Todo ato criativo, artístico, ou em qualquer outra área, é um esforço de reparação do seio, como destacaram Klein e seus seguidores.[12] Quando o talento ou mesmo a genialidade falham nesse processo, surge o colapso. O talento é uma maneira de se evitar um desastre mental, mas, ao se deparar com limites, a ajuda profissional se faz premente.

Considero que o encontro com um psicanalista, que possa ter noção dessas dimensões e que possa ter real capacidade para contato com intensas vivências emocionais que são mobilizadas em si quando encontra um analisando, possa ajudar a elaborar a situação, visto que seria tolerante às identificações projetivas e poderia emprestar seu espaço mental para que estas se expandam lá dentro. Se o analisando perceber que suas experiências emocionais, sua turbulência, possam "caber" nas sessões de análise, e se possível também significadas, poderá vir a desenvolver essa capacidade dentro de si mesmo a partir da continência obtida na presença do analista e sua mente.

A análise de um analista é fundamental para que isso seja possível. Um analista submeter-se à mais longa, profunda e intensa análise pessoal é o fator essencial para que ele desenvolva sua real função de trabalho. Todo o resto – aprendizado teórico e supervisões – sem a sua análise pessoal é irrelevante. Se o analista não tiver sido ajudado em sua própria análise pessoal a estar íntimo e familiarizado com suas mais intensas e profundas turbulências emocionais, se não desenvolver espaço para acolhimento e assimilação de suas

12 Ver Segal (1993).

dimensões mais primordiais, esquizoparanoides e depressivas, não as poderá suportar quando elas forem mobilizadas no seu encontro com seus analisandos. Essa incapacidade o levará a reagir numa atuação contratransferencial, produzindo um trabalho moralista de "adequação e 'cura'" do paciente. O profissional torna-se, desse modo, uma imitação caricata de psicanalista ou psicoterapeuta. Pode desenvolver com seu paciente, entre outras possibilidades, uma conversa intelectual e sofisticada que, na realidade, evita o contato com a turbulência emocional inescapável e existente em todo encontro humano real (o que me faz pensar no dr. Gold ou no terapeuta de grupo citados por Styron).

Ressalto que Bion não considera ser possível trabalhar na contratransferência (Bion, 1965/1977, p. 81). Por definição de Freud, esta é a reação transferencial do analista, e transferência, como ele descreveu, é algo inconsciente para o analisando, assim como a contratransferência o é para o analista. O fenômeno observado por Heimann (1960) é significativo, mas o nome dado por ela é um complicador. Bion menciona o trabalho com a experiência emocional consciente do analista (Bion, 1962/1977, pp. 24-25; 1965/1977, p. 81). Se é consciente, não é contratransferência.[13] Essa experiência emocional não é algo que sai do paciente para dentro do analista. As emoções que sente e verifica em si *não* são as do paciente. Ele pode observar o que se passa no consultório para ser estimulado a ter essa ou aquela emoção ou sensação mobilizada. Isso pode lhe servir de radar/sonar para intuir o que se passa com o paciente, o que ele faz para mobilizá-las em si e que sentido pode encontrar por meio delas quanto ao que está se passando na sessão. O analista

---

13 Nos seus *Italian* e *Tavistock Seminars*, ele também passa a considerar como essas teorias são úteis, mas, ao mesmo tempo, podem se tornar restritivas e obstrutivas na captação daquilo que vai se desenrolando na experiência entre o analista e o analisando. Para ele, o relevante é sempre o desconhecido, nunca o que se pensa já saber.

precisa ter suficiente espaço mental e acolhimento por suas próprias experiências emocionais, por mais perturbadoras que possam ser, para poder observá-las sem ser levado de roldão por elas. E, reforço, para tal, precisa ter desenvolvido essa capacidade para conviver com suas experiências emocionais intensas e perturbadoras na própria análise pessoal,[14] seja ela chamada de didática ou não.[15]

As vivências que nunca foram propriamente mentalizadas nunca foram conscientes para serem reprimidas. Elas não estão, de acordo com Bion, no campo do pensamento. Não são conscientes nem inconscientes. São elementos beta, e estes só se prestam para serem evacuados por meio de identificações projetivas. Quando isso acontece, elas mobilizam fortes reações emocionais no ambiente. Somente se houver desenvolvimento psíquico de quem estiver no contexto e for depositário delas poderão ser evoluídas. É o que se propõe que ocorra no encontro com um analista que tenha desenvolvido sua condição para contato com a vida emocional (a começar pela sua própria). Ele também deve possuir suficiente talento para captar a

14 A análise didática é uma feita por um analista que as instituições ligadas à International Psychoanalytical Association (IPA) reconhece como alguém que realmente pratica psicanálise, e não outra coisa, além de ter um profundo conhecimento e desenvolvimento em sua atividade – mas não se trata de análise pedagógica ou algum tipo de curso; visa ser uma análise que habilite o pretendente a analista em formação a ter o mais profundo e íntimo contato com suas dimensões mais primordiais, perturbadas e desconhecidas. O analista didata deve ser um membro expressivo (como o professor titular na academia) e de notória capacidade nesse labor.

15 Quando eu fazia formação de psicanalista na Sociedade Brasileira de Psicanálise de São Paulo no final dos anos 1980, uma colega ficou indignada por não ter sua prática com florais de Bach reconhecida como psicanálise ou aceita em sua formação como psicanalista. Não há problema algum que ela quisesse exercer esse tipo de prática, porém, essa atividade não é psicanálise (e também não é medicina). Se uma pessoa quer ser reconhecida como psicanalista por uma instituição psicanalítica, ela deve exercer a psicanálise, e não outro tipo de atividade.

realidade psíquica não sensorial e uma formação bastante consistente para tornar seu olhar em um psicanaliticamente treinado. O que ele poderá intuir nesse contexto (elementos beta e identificação projetiva) não está no inconsciente, no sentido dinâmico dado por Freud, mas certamente fora do campo mental do paciente (expresso por meio de atuações, sintomas hipocondríacos, delírios, alucinações, gestos, modos de caminhar, deitar, olhar, posições físicas, tom de voz etc.). O analista capaz de alcançar a realidade psíquica não sensorial subjacente ao que observa com os seus órgãos dos sentidos precisa estar consciente do que sua sensibilidade lhe comunicar. A consciência[16] só é possível por intermédio da função alfa, que metaboliza elementos apreendidos sensorialmente e emocionalmente em imagens-sonhos e captações intuitivas. Isso feito, poderá comunicar ao analisando o que "realiza", traduzindo as vivências que até então estavam fora do campo representacional e pensável numa comunicação verbal. Caso isso ocorra, poderá habilitar o analisando a equacionar e pensar um problema que era incapaz de formular adequadamente e, por conseguinte, adminis-trá-lo de forma pertinente a seus interesses reais. Tudo o que não está no campo do pensamento, conforme propõe Bion, tende a ser atuação/*acting in* ou *acting out*. Se ocorrer a metabolização de elementos-beta em elementos-alfa e os problemas forem formulados no campo da abstração, as ações subsequentes resultam de atividade pensante e teriam capacidade de lidar com a realidade de forma efetiva.

Há um limite, todavia. Se o estrago mental for demasiadamente grande quando o paciente procurar o analista, mesmo em se tratando

16 Consciente e Inconsciente, mudando a proposta de Freud, só passam a existir com a função alfa e a transformação de elementos beta em alfa. Sem função alfa o paciente não sonha (pode até chamar o que relata de sonho, mas não se trata de sonho genuíno, e sim de algo no campo da alucinação.

de questões oriundas das contingências de vida dele, a possibilidade de reparação fica muito prejudicada.

Quero deixar claro, aqui, que não necessariamente a falta de encontro de um seio-mãe ou qualquer outro adulto que possa fazer essas funções na vida pregressa do paciente implica que foi vítima de pessoas más ou cruéis. Elas próprias podem nunca terem contado com a ajuda de alguém que lhes auxiliasse no desenvolvimento dessas capacidades pensantes (*reverie*, função alfa, sonhar, acolhimento, tolerância a frustração), e a problemática costuma se tornar transgeracional, até que alguém encontre uma mente, como a de um analista competente e que suporte o rojão das angústias, sem se desesperar ou querer precipitar soluções paliativas, que permita uma ruptura desses ciclos.

Pessoas de muito talento, como mencionei anteriormente, podem se valer deles para tentar suplantar aquilo que não foi possível elaborar com os seios. Freud, por exemplo, considerava ter sido o preferido de sua mãe, portanto, tinha a vivência de um seio bom que permitiu que ele atravessasse zonas de muita turbulência e pudesse delas desenvolver sua grandiosa obra.

Outros, contudo, podem ter um talento extraordinário, mas não contam dentro de si com um continente (seio) suficientemente robusto e desenvolvido para assimilarem as reações emocionais daquilo com que suas próprias sensibilidades lhes põem em contato. Pessoas muito visionárias e sensíveis podem, também, vislumbrar dimensões, realidades, mundos, no meio do que vivemos, nunca antes verificados. Tal amplitude de percepção pode ser muito disruptiva e requerer espaço psíquico e emocional para se suportar e assimilar os universos que se imiscuem em suas mentes.[17] Seios internalizados capazes de aguentar e acolher tais vivências são

---

17 Ver Bion (1963b/1977) e os *Tavistock* e *Italian seminars*.

fundamentais para que não haja um colapso psíquico. Às vezes, somente um gênio como Freud pode tolerar tudo aquilo que invadiu sua mente a partir do que intuiu (Isaac Newton, por sua vez, não teria suportado).

Como mencionei anteriormente, na história contada por Styron, foi possível até um determinado ponto que seu talento e o recurso ao álcool o ajudassem a lidar com suas angústias, mas eles chegaram a um limite e se esgotaram, até um ponto em que Styron não pôde mais se valer deles, levando-o ao colapso mental. Considero que sua vivência poderia ser descrita como a de uma grave anorexia-fome mental, não tinha mais como se alimentar ou sustentar-se com esses meios de que se valera até então, que se revelaram não mais capazes de sustentar a situação. Uma vez que o apelo da solução maníaca (álcool) e criativa (escrever) encontraram um limite para elaboração de suas experiências emocionais e lhe faltou o continente internalizado (seio) que permitisse a continuidade da digestão de suas experiências por meio da função alfa (a identificação projetiva que inicialmente se processa do bebê para a mãe ou das partes primitiva – bebê, feto – da mente do analisando para a mente do analista, essa relação se desenvolve da pessoa para com ela mesma – suas partes bebês, primordiais recorrendo a aspectos evoluídos de sua própria mente), ele desmoronou. A dor excruciante de terrores sem nome que buscavam um continente e, possivelmente, desde muito antes de sua mãe morrer, mas que ficaram posteriormente ideogramatizados com a morte dela, não encontraram mais alívio. A sua mente incipiente diante de tais intensidades que buscavam elaboração desde os primórdios de sua vida se fragmentou. Entretanto, ele teve o suficiente de experiências boas e gratificantes com o seio-mãe, para que na hora derradeira este viesse a seu socorro, aparentemente vindo de fora, ouvindo a voz da cantora-mãe. Foi o encontro do seio internalizado com uma realização no mundo externo que o rescaldou. O ambiente do hospital, tal como um berçário, e a disponibilidade emocional dos profissionais que lá estavam também o auxiliaram a reencontrar mentalmente algo que talvez não houvesse levado tanto sofrimento nem tanta dor caso tivesse tido a sorte de encontrar um psiquiatra, um analista ou terapeuta que não fosse um estereótipo, mas, sim, verdadeiramente alguém capaz de acolhimento de experiências emocionais. O talento dele também veio ao seu socorro. Ele reconstruiu ficcionalmente o seio por meio da narrativa do próprio colapso – a perda dele – e de seu reencontro e reparação – a cantora na *tape* com a "Rapsódia para Contralto", o hospital e sua capacidade de trabalho criativo na produção do próprio livro.

Uma fonte de depressão não necessariamente correspondente à de Styron. Ela pode ser a necessidade de agradar uma mãe, um pai ou um casal incapazes de amar e, eventualmente, substituída por um deus, sem se dar conta de que não ser amado é algo independente de si, de quem se é ou deixa de ser – ser amado depende da capacidade do outro de amar. Se o outro não for capaz de amar ou não puder suportar essa experiência, pode-se fazer o que for que, mesmo assim, não se será amado. Para um bebê, trata-se de uma experiência vital ser aceito pelos pais ou por quem dele cuida. Ser rejeitado pode significar abandono e morte. Não é à toa que se pode aprender durante a vida a produzir personagens que seriam aceitos e respeitados, sem, todavia, verificar que com essa estratégia psíquica corre-se o risco de se tornar o servo de um personagem que não corresponde efetivamente à própria pessoa. Ela mesma nunca sendo verdadeiramente amada, mesmo que atinja toda a fama e glória. Reconhecer que a aceitação de si mesmo, seja isso o que for, ter respeito por quem de fato se é (e a função de uma análise é apresentar uma pessoa a ela mesma, independentemente do que se revele, que tampouco deve ser a expectativa do analista ou de qualquer grupo), com o possível desenvolvimento de amor próprio, pelo seu real *self* (um casamento consigo mesmo), é o que lhe permite o encontro de relações verdadeiramente amorosas em pessoas que tenham adquirido essa capacidade para amar.

Assim, a rejeição de um bebê pode ser fatal. A rejeição de um adulto pode ser bastante penosa, mas, havendo respeito e amor-próprio, permite que um indivíduo possa "perder" seu grupo ou dele se afastar sem que pereça psiquicamente. Suportar essa solidão capacita uma pessoa a tolerar a espera e que haja tempo para observação e encontro de outros que sejam capazes de amar.

Styron teve a sorte, ou a intuição, de encontrar-se com um seio substituto, principalmente na figura de sua própria esposa e de amigos fiéis que puderam suportar seu mergulho no inferno. Ela foi capaz de expressar amor genuíno pela sua pessoa real e complicada, e não somente pelo personagem bem-sucedido que até então tinha sido (o que não seria amor real, caso fosse só pelo autor laureado). Ele também pôde ser reconhecido a este seio – esposa –, amigos e profissionais dedicados. Ela não foi destruída por sua devastação e permaneceu a seu lado durante o seu colapso, tal como uma mãe poderia ficar junto ao berço ou da cama de seu filho quando este se encontra numa crise de choro ou de angústia, mesmo que não passíveis de significação.

Muitos desejam se tornar extraordinários para, desse modo, contar com a admiração dos pais (internos e externos), como se assim pudessem ser amados e admirados – o que pode nunca ocorrer. Não faltam gênios repudiados por seus genitores ou cujos talentos nunca foram reconhecidos, ou, pelo contrário, instigaram ataques virulentos e invejosos por parte deles. A possibilidade de ser respeitado e considerado sendo apenas mais um no meio da humanidade – mesmo gênios são apenas mais um – é um fator decisivo para haver alguma paz de espírito em alguém.

Algumas palavras finais

Chega-se ao reconhecimento de que a fama e o sucesso não nos transformam, de fato, em algo que não somos. Pode-se tornar um grande astro de cinema ou do rock, ou mesmo um rei, que se continua a ser quem se é. Não faltam exemplos de pessoas que chegaram aos píncaros da glória e se desvaleram ao, de alguma maneira, intuírem isso, mesmo sem nomear tal experiência. Não há propofol, álcool ou droga, lícita ou ilícita, que mude esse fato de que em última instância somos apenas mais um, um grão de areia na imensidão.[18] Fama e notoriedade também são transitórias. O extraordinário poema de Shelley, "Ozymandias", nos põe de maneira belíssima e dura diante dessa realidade. Nele, o poeta descreve seu encontro com as ruínas de uma estátua colossal de Ramsés II no meio do nada que se tornou seu glorioso império. O encontro de Ulisses com Aquiles no Hades, na *Odisseia*, também é outra transformação poética desse insight tão decisivo. Grandes figuras públicas se aniquilaram com a passagem de suas modas e de suas famas. Outras que tinham ou têm respeito e amor-próprio podem continuar usufruindo suas vidas, mesmo que voltando ao anonimato, ou produzindo aquilo que é genuíno para elas, apesar do público as abandonar – e, aqui, me vem uma entrevista de Edward Albee, que escreveu "Quem tem medo de Virginia Woolf", e passou décadas continuando a escrever sem obter maior repercussão, para somente no final de sua vida suas últimas produções alcançarem outra vez resposta significativa de crítica e público. Ele dizia escrever por uma necessidade própria, não para alcançar sucesso (tampouco fazia pouco caso dele, se obtivesse, mas não vivia nem produzia em função disso).

---

18 Não temos como escapar do que realmente somos, como diz o título de um livro da colega Paulina Cymrot (2003).

A possibilidade de sermos relevantes para nós mesmos e aproveitarmos a única vida que temos, apesar de insignificantes para o resto da humanidade e do universo, é o fator decisivo. A percepção de ser fundamental, contar com amor e respeito próprios, mesmo que o resto do mundo nos despreze, é o que permite que haja alguma estabilidade mental. Às vezes, porém, a falta de amor-próprio e de respeito real por quem se é de fato pode levar uma pessoa a agir de maneira desrespeitosa e virulenta com outros e ter como consequência uma reação hostil por parte dos que a cercam. Isso, muitas vezes, corrobora o sentimento de abandono e perseguição por parte do mundo, sem que a pessoa perceba que sua atitude arrogante e hostil, que tenta compensar sua falta de autoestima real, possa retroalimentar o inferno em que se encontra e vai recriando. Styron não ficou a infernizar a vida dos outros e, por conseguinte, teria permanecido com o apoio de seus próximos que o ajudaram. Inveja constitucional não parece ser o seu caso. E isso nos leva à segunda fonte do desespero e de uma depressão que pode ser inescapável.

Freud (1937) disse em "Análise finita e infinita" que, se os maiores batalhões estiverem a favor da pulsão de morte e não da de vida, a análise chega a um impasse. Questões de caráter são essenciais e a psicanálise não mudaria isso. Melanie Klein (1957/1980), em "Envy and gratitude", e Wilfred Bion, em vários livros e, sobremaneira, em "Transformations" (1965/1977, p. 144), destacam a importância de um fator primário e inato na personalidade que seria a inveja constitucional. Se o estofo mesmo de uma personalidade for a inveja, isso é, dela mesma, não é em decorrência da falta de um seio acolhedor ou de uma mãe suficientemente boa. Sua necessidade de ganhar do outro, mesmo que dele necessite, de mostrar-se superior e acima de qualquer ajuda possível, é, nesse tipo de personalidade, um traço inato prevalente, que pode tornar qualquer proveito de auxílio que lhe seja oferecido inviável. É como a cor dos olhos de alguém: pode-se no máximo disfarçar com lentes, mas o original permanece. Encontrar um seio bom e acolhedor leva a uma exacerbação da inveja em vez de mitigá-la.

Um analista também precisa ficar atento a esse fator. A necessidade de destruir qualquer um que possa auxiliar e que tenha essa capacidade sobrepõe-se à necessidade do indivíduo de sobreviver ou de ter alguma qualidade de vida, como se pode observar no filme *A guerra dos Roses*,[19] ou na fábula de Esopo "A rã e o escorpião". O analista pode ser o próximo da lista de alguém que chega como vítima do mundo, da família, de todos os que o rodeiam, dos terapeutas anteriores de quem ele ouvirá coisas terríveis e poderá ficar consternado com a crueldade sofrida por aquela pessoa sedutora, mas que, com a experiência compartilhada, poderá ser levado a perceber que, como um Midas invertido, ela busca a revelia de si mesma e, por mais que isso a desespere, destroça tudo o que encontra pelo caminho. A situação é de desespero total para quem assim funciona, mas a necessidade de triunfar e mostrar-se superior e acima de qualquer socorro, provando a incapacidade e inépcia de todos que se aproximarem, pode se sobrepor às mais profundas necessidades de certas pessoas. Em *Cogitations* (Bion, 1992, p. 103), quando descreve o que ocorreu com Millais Culpin, e no "Seminário 10",[20] dado por Bion no Rio de Janeiro, ele chama a atenção para a gravidade de certas situações e de como o analista não deve se colocar ingenuamente diante delas, o que pode resultar no fim de sua carreira ou até na sua morte.

Há cerca de trinta anos recebi uma mulher para uma entrevista. Meu consultório era em uma clínica em que outros colegas também tinham salas. A sala de espera ficava no final de um longo corredor. Fui chamá-la para conversarmos. Ao me ver, ela se levantou, olhou-me com profundo desprezo. Estava extremamente bem-vestida e

19 Direção de Danny DeVito, 1989.
20 Bion (1974-1975, pp. 149-171).

paramentada com muitas joias caras. Ao seguir-me pelo corredor foi falando em voz estridente e alta como a clínica era feia, de mau gosto, um lugar horrível. Eu não disse nada e convidei-a para entrar e sentar-se na poltrona que usava para fazer entrevistas, e sentei-me à sua frente apenas acenando para que me comunicasse o que esperava. Ela passou a esculhambar a decoração, os móveis, tudo o que via, de maneira extremamente arrogante e desagradável. Em seguida, perguntou-me se sabia por que ela estava lá. Diante do que observara eu apenas disse com calma que imaginava que ela deveria estar se sentindo muito só. Enfureceu-se. Começou a esbravejar que eu era um completo idiota, um imbecil que não sabia nada da vida dela, que era lotada de amigos e admiradores. Permaneci calmo em minha poltrona apenas a observar seu rompante. Isso pareceu enfurecê-la ainda mais. Levantou-se e ficou de pé à minha frente, sem que eu nada dissesse. Aos gritos, olhou para mim e depois olhou para a porta e berrou: "A porta é serventia da casa, não é?!" Sem que eu dissesse nada, ela se pôs porta afora e foi embora sem me dizer nada, nem considerar minha disponibilidade, tempo, se a consulta devia ser paga, nada. E simplesmente desapareceu. Penso que esse é um episódio que descreveria uma situação em que a inveja constitucional é um fator prevalente em uma personalidade. Tal situação também pode levar a um estado depressivo devastador, pois qualquer socorro é impossível, tal como ocorre na fábula do escorpião que, ao ferroar pela terceira vez a rã, no meio do lago em que ela o transportava, a seu pedido, e ser alertado por ela que ambos iam morrer por conta de seu ato, o escorpião repetiu, também, pela terceira vez, que não podia evitar o que fez, porque era *de sua natureza*. São relações em que a pessoa se sente deprimida e completamente desvalida, mas não se dá conta nem pode reconhecer que sempre que se depara com algo ou alguém favorável faz de tudo para drenar a vida do que encontra, entrando em um tipo de depressão diversa da reparadora da posição depressiva de Klein, não podendo entrar nela, pois pode se defrontar com um superego violentíssimo e assassino, ficando em um impasse por não poder reconhecer sua destrutividade como geradora do estado desalentador em que vive.

Tais situações são características do que Bion nomeou de transformações em alucinose (Bion, 1965/1977, p. 144). Pode ser algo extremado, como no caso do escorpião e de algumas pessoas. Dependendo da natureza de um indivíduo, Bion se via incapacitado de ajudá-lo,[21] ou mesmo reconhecia o temor das consequências que poderia sofrer caso assumisse o risco, como referi nos textos anteriormente mencionados, e em um seminário que deu em Buenos Aires no qual descreveu o atendimento de uma analisanda que considerou ter sido um grave equívoco seu tomá-la para análise.[22] A inveja, a rivalidade, a combinação de inveja com voracidade, em contrapartida à inveja e gratidão, à necessidade de provar a superioridade de si e de seus métodos (notadamente a criação alucinada de um mundo em detrimento daquele que lhe mostra a experiência), são os traços mais notáveis desse tipo de transformação, que todos nós podemos fazer eventualmente ou até com certa frequência, mas que em alguns

21 Não excluía a chance de que outro o pudesse, mas ele se reconhecia incapacitado em certos relatos característicos que descreveu. No "Seminário 10", no Rio de Janeiro, recomendou fortemente que não se deveria receber alguém que não dissesse a que vinha ou tampouco se responsabilizasse por si mesmo e por sua vida nem reconhecesse que estava em análise por uma problemática pessoal, cuja culpa de seus problemas fosse tudo que não ele mesmo e que lá estivesse pelo desejo de terceiros.

22 Em *All my sins remembered and the other side of genius*, ele descreve em uma carta para a esposa sua experiência dramática com uma paciente multimilionária na Califórnia que fez de tudo para destroçar sua reputação criando as situações mais esdrúxulas possíveis, como encerrar seus atendimentos e depois comparecer para sessão em horário que não era mais seu, quando ele passara a atender outra pessoa. Ao encontrá-lo ocupado e não estando mais disponível, fez escândalo e passou a acusá-lo de abandono, processando-o judicialmente com um batalhão de advogados diante de um cidadão comum com recursos muito mais limitados para se defender.

casos é tão intrínseco e violento a seus modos de ser que as situações requereriam atos heroicos que nem todos se dispõem a correr. Ele mesmo não recomendava que outros o fizessem.

Esse, entretanto, não é o caso de Styron, tal como discorri anteriormente.

Referências

Bion, W. R. (1962). Learning from experience. In *Seven servants: four works by Wilfred R. Bion.* New York: Jason Aronson, 1977.

Bion, W. R. (1963a). Elements of psychoanalysis. In *Seven servants: four works by Wilfred R. Bion.* New York: Jason Aronson, 1977.

Bion, W. R. (1963b). *Taming wild thoughts.* London: Karnac Books, 1977.

Bion, W. R. (1965). Transformations. In *Seven servants: four works by Wilfred R. Bion.* New York: Jason Aronson, 1977.

Bion, W. R. (1967). Differentiation of the psychotic from the non--psychotic personalities. In *Second thoughts.* London: Karnac, 2007.

Bion, W. R. (1974). *Bion's brazilian lectures. 2 – Rio de Janeiro/São Paulo 1974.* Rio de Janeiro: Imago, 1975.

Bion, W. R. (1985). *All my sins remembered and the other side of genius.* London: Karnak Books, 1991.

Bion, F. (ed.). (1992). *Cogitations: Wilfred R. Bion.* London: Karnac Books.

Castelo Filho, C. (2015). *O processo criativo.* São Paulo: Blucher.

Freud, S. (1937). A análise finita e a infinita. In *Fundamentos da clínica psicanalítica. Obras incompletas,* vol. 6. Belo Horizonte: Autêntica, 2017.

Heimann, P. (1960). Countertransference. *Journal of Medical Psychology*, *33*(9), 15J.

Homero. (2002). *Odisseia.* Rio de Janeiro: Ediouro.

Klein, M. (1935). A contribution to the psychogenesis of maniac depressive states. In *Contributions to Psychoanalysis: 1921-1945.* London: The Hogarth Press, 1950.

Klein, M. (1946). Notes on some schizoid mechanisms. In *Envy and gratitude and other works: 1949-1963*, vol. 3. London: The Hogarth Press, 1980.

Klein, M. (1957). Envy and gratitude. In *Envy and gratitude and other works: 1949-1963*, vol. 3. London: The Hogarth Press, 1980.

Segal, H. (1993). *Sonho, fantasia e arte.* Rio de Janeiro: Imago.

Styron, W. (1990). *Darkness visible.* (Parte da obra foi originalmente publicada em *Vanity Fair,* 1989.)

Styron, W. (1991). *Perto das trevas.* Rio de Janeiro: Rocco.

5. *Darkness visible:*[1] uma interpretação da patologia depressiva a partir de D. W. Winnicott

Alfredo Naffah Neto

À guisa de introdução

Winnicott concebe o bebê recém-nascido como um ser totalmente imaturo e que, por essa mesma razão, depende dos cuidados de uma mãe (ou substituto) para que venha a amadurecer e realizar todo o seu potencial, herdado biologicamente. Tal qual o descrevi num texto anterior:

> *O recém-nascido constitui-se, segundo Winnicott por necessidades instintivas que o atravessam de quando em quando (fome, frio, dor de barriga etc.) e por uma espécie de núcleo virtual que Winnicott denominou* criatividade primária.

---

1 Eu quis retomar aqui o título original do livro de William Styron: *Darkness visible*, publicado pela editora Jonathan Cape, na Grã-Bretanha, em 1990, e que foi traduzido para o português sob a título *Perto das trevas*, pela editora Rocco, no Rio de Janeiro, em 1991. Entretanto, nas várias citações que farei do livro ao longo do texto, utilizarei a tradução brasileira, para facilidade do leitor brasileiro que queira cotejar as citações aqui realizadas com o texto completo da obra.

As necessidades instintivas englobam o conjunto dos traços genético-hereditários trazidos pelo bebê, característicos da espécie humana e da herança que traz de sua família biológica; a criatividade primária, nesse início, designa a sua capacidade de organizar esses traços de forma criativa, como respostas frente às estimulações que recebe do ambiente. Mas, nesse período, tudo se dá num nível extremamente primitivo, já que o bebê vive de forma dispersa no tempo e no espaço, sem qualquer integração permanente, portanto totalmente fundido ao ambiente que o cerca.

Nesse período, suas integrações são sempre momentâneas e geralmente associadas aos estados excitados, quando, por exemplo, no ato de mamar, torna-se o próprio seio e o próprio leite que engole, confundindo-se com o objeto (o que Winnicott chamou de identificação primária*). Ou quando recebe do olhar materno uma imagem que o unifica. Mas essas aglutinações momentâneas logo se perdem; quando a mamada foi suficientemente satisfatória a ponto de consumir toda a energia instintiva envolvida no ato, o bebê entra novamente num estado relaxado e volta a viver em dispersão. Há uma frase de Winnicott que nos dá uma descrição da existência do bebê nesse primeiro período, numa linguagem lindamente poética: "Há longos períodos de tempo na vida normal de um bebê em que ele não se importa de ser vários pedaços ou um único ser, ou se vive no rosto da mãe ou em seu próprio corpo, contanto que, de tempos em tempos, junte seus pedaços e sinta algo" (Winnicott, 1945/1992, p. 150). Esta descrição nos dá a ideia do que realmente importa nesse período, ou seja, que, independentemente da dispersão, dos muitos pedaços (ou lugares) nos quais possa existir, o bebê possa, de tempos em*

> *tempos, juntar esses vários pedaços e* sentir algo. *Ou seja, que esses vários momentos ou pedaços de existência possam, de quando em quando, se integrar e* produzir *sentimentos no bebê.*
>
> *Mas isso somente pode acontecer porque os cuidados maternos são capazes de reunir, durante intervalos de tempo, esse conjunto desconexo de experiências infantis numa totalidade integrada. Grosso modo, são o colo e os olhos da mãe que, nesse período, dão unidade às experiências infantis. (Naffah Neto, 2012a, pp. 65-66)*

Com o passar do tempo e a sustentação ambiental adequada, as experiências do bebê vão, aos poucos, se integrando numa dimensão *espaciotemporal* única. O espaço onde existia, que era totalmente transitório e evanescente – o colo ou os olhos da mãe –, vai, aos poucos, se tornando espaço próprio, à medida que a psique vai se constituindo e se alocando no corpo e ganhando, assim, um suporte material, vindo a formar uma unidade psicossomática (processo que Winnicott denominou *personalização*). E o tempo vivido – que era formado por momentos descontínuos – vai se unificando e se desdobrando em passado, presente e futuro. Assim, acontece, pouco a pouco, uma integração das experiências no espaço e no tempo, como experiências próprias de um si mesmo.

E, lentamente, vai-se formando a sexualidade infantil, por meio da apropriação, pelo si mesmo, dos impulsos e sensações presentes nas mamadas, imprimindo-lhes o caráter erótico. Inicialmente constituindo-se como sexualidade oral, espraia-se depois, aos poucos, para outras zonas erógenas (zona anal, fálica e, finalmente, zona genital).[2]

2 Para Winnicott, a sexualidade infantil se forma lentamente, e não de imediato, como pensava Freud. Isso porque envolve a *elaboração imaginativa das funções corporais*, função essa capaz de criar equivalentes psíquicos para processos fisiológicos. Isso implica um si mesmo capaz de elaborar e se apropriar dos

Lentamente, o bebê vai conseguindo se separar da mãe por tempos mais longos, vindo a substituir a sua ausência por objetos variados: uma fralda, um ursinho de pelúcia etc., os *objetos transicionais*, que vão operar, paulatinamente, a transição do mundo subjetivo para a paradoxal criação/descoberta do mundo objetivo, processo que Winnicott descreveu como *uso do objeto*. Cito aqui a descrição da Ana Lila Lejarraga:

> *Winnicott anuncia que a tese (...) é simples: para poder "usar" um objeto, o lactente precisa destruir o objeto que, ao sobreviver, demonstra sua autonomia e sua existência independente.*
> *A noção "uso" do objeto não alude a alguma forma de exploração, mas à capacidade do sujeito de utilizar um objeto significativo, após tê-lo encontrado e reconhecido a sua existência independente. (Lejarraga, 2012, p. 57)*

Mas o que significa, de fato, "destruir o objeto"? Para entendermos o uso dessa expressão, convém lembrar que, nessa época, o bebê vive um intenso sadismo oral, querendo se apossar do seio materno, engoli-lo, devorá-lo. Assim, essa "destrutividade" ocorre nas mamadas, mas também em outras situações simples, como quando o bebê fecha os olhos e o objeto misteriosamente desaparece ("é destruído"), mas, de fato, sobrevive, mantendo-se exatamente no lugar, quando o bebê abre os olhos novamente. É em razão dessa sobrevivência do objeto que o bebê começa a perceber que aquilo que "destrói" é algo diferente daquilo que sobrevive, distinguindo, então, fantasia de realidade e constituindo um mundo interno distinto do mundo externo.

---

impulsos e sensações presentes nas mamadas, imprimindo-lhes o caráter erótico. Para uma melhor explanação dessa questão, cf. Naffah Neto (2014/2017).

O estágio da concernência (stage of concern) *e as depressões saudáveis*

O estágio da concernência (*stage of concern*) constitui o período em que a criança, tendo já constituído essa distinção entre mundo interno e mundo externo, ou seja, entre fantasia e realidade – mas, ao mesmo tempo, tendo realizado essa distinção ainda num nível muito precário –, começa a se relacionar com o mundo objetivo (já que, até então, ela vivia num universo totalmente subjetivo).

É um período em que o sadismo oral atingiu o seu grau máximo na amamentação e a criança começa a ter a fantasia de destruir o corpo materno – fazer buracos nele, para usar a expressão de Winnicott – todas as vezes em que suga o leite do seio, o que começa a lhe gerar sentimento de culpa e desejos e atos reparatórios.[3] Se a mãe sobrevive aos impulsos agressivo-destrutivos da criança sem retaliá-los e sem sumir de cena, sustentando esse ciclo de destruição/reparação (num ciclo que vai dos cerca de 8 meses a, mais ou menos, 2 anos e meio), a criança vai aos poucos entendendo que aquilo que destrói – lembrando que fantasia e realidade ainda não estão suficientemente distintas – pode ser reparado e que, portanto, os impulsos agressivo-destrutivos que a acossam, nessas ocasiões, não são assim tão perigosos. Essa experiência de destruição seguida de reparação – que Winnicott designa como *ciclo benigno* – é *fundamental* para que a criança possa ir se apropriando desses impulsos e que eles possam se tornar parte do si mesmo. Tornando-se parte do si mesmo, eles podem ser controlados e dirigidos, servindo, então, às funções vitais e vindo a se fundir aos impulsos eróticos, o

---

3 Pouco importa, aí, se se trata de seio ou de mamadeira, já que o que está em questão é o contato do bebê com o corpo materno ao longo das mamadas. Ou seja, para um bebê, nesse período, uma mamadeira pode ser sentida como parte do corpo materno quase tanto quanto um seio.

que é fundamental para que a criança possa tolerar os sentimentos ambivalentes no complexo de Édipo, podendo atravessá-lo e elaborá-lo a contento.[4]

Isso acontecendo, a criança adquire a aptidão para aquilo que Winnicott denomina *depressão saudável*, que nada mais é do que a capacidade de se recolher ao mundo interno quando este se acha ameaçado por maus objetos – ou seja, quando os impulsos agressivo-destrutivos imperam sobre os impulsos amorosos –, a fim de reorganizá-lo e restaurar a dominância dos bons objetos. Podemos exemplificar essa dinâmica com uma situação simples: a criança foi duramente repreendida pela mãe por algo que fez, e passa a sentir um intenso ódio pela genitora, ficando o mundo interno à mercê desse sentimento. Estando dominada pelo ódio, a criança passa a sentir o mudo interno como perigoso: uma espécie de ameaça interna que a acossa e a pressiona a realizar algo para alterar essa situação. Vê-se, então, obrigada a recolher-se ao mundo interno durante certo tempo – o tempo da depressão saudável – a fim de reorganizá-lo, recuperando memórias de bons momentos com a sua mãe, para que os sentimentos amorosos possam sobrepujar os sentimentos odientos e o mundo interno se torne menos perigoso. É uma forma de a criança proteger os objetos amados e a si mesma da violência dos impulsos agressivo-destrutivos, quando eles dominam a dinâmica psíquica.

Entretanto, quando a criança não consegue se apropriar dos impulsos agressivo-destrutivos e torná-los integrados ao si mesmo – por não ter tido uma mãe (ou substituto) capaz de sustentar o estágio da concernência ao longo do tempo –, ela pode desenvolver um intenso medo desses impulsos, que permaneceram externos ao eu e incontroláveis, e, então, produzir uma inibição e repressão de tais forças.

---

4 Para uma explanação mais completa desse período e dessa dinâmica, cf. Winnicott (1950/1992; 1960/1986) e Naffah Neto (2012b).

A inibição opera sobre os impulsos e sobre os afetos/sentimentos que os movem, tornando-os fracos, inoperantes, imperceptíveis; a repressão ou o recalque opera sobre as representações – lembranças ou fantasias aí implicadas –, tornando-as inconscientes. O sintoma principal desse processo de inibição e repressão instintual é, então, um rebaixamento do humor e do tônus vital, experimentados como falta de energia, apatia, desalento, podendo chegar a uma sensação de sufocamento: é o advento das *depressões patológicas*. Pois, cabe dizer, nesse processo de inibição/repressão dos impulsos agressivo-destrutivos, a parcela de impulsos eróticos que já se encontra fundida a eles é também inibida/reprimida.

Portanto, para Winnicott, *depressões saudáveis* distinguem-se completamente de *depressões patológicas*, e as primeiras designam a capacidade da criança de recolher-se ao mundo interno por períodos determinados, para reorganizá-lo, quando ele se torna ameaçador. Durante esse período de recolhimento, o mundo externo perde o seu interesse e o seu apelo. As depressões patológicas, por sua vez, designam a inibição/repressão instintual provocada pela inibição/repressão dos impulsos agressivos (em razão de um medo intenso do seu poder destrutivo) e que carregam consigo, também, uma parte dos impulsos eróticos.

Entretanto, tudo aquilo que é reprimido pode retornar em certos momentos da vida. Portanto, isso também acontece com os impulsos instintivos. Quando esses impulsos conseguem atravessar a barreira da repressão, eles podem eclodir violentos e dominar completamente o ego da criança, já que, não tendo sido apropriados, não podem ser controlados. Então, a criança pode apresentar condutas violentas e descontroladas. Por causa do medo dessa eclosão, a criança desenvolve, então, uma evitação de qualquer contato com o mundo interno, tornando-se, assim, incapaz de realizar depressões saudáveis.

Essa incapacidade vai, portanto, dificultar ou mesmo impedir a elaboração dos lutos – por perda de objetos amados –, já que sabemos desde Freud que todo luto envolve um ódio ao objeto perdido, como parte da ambivalência afetiva associada a ele (Freud, 1917 [1915]/1986, pp. 248-249), bem como a elaboração desse ódio. Ora, por essa razão, essa atividade implica, necessariamente, um recolhimento ao mundo interno, e este, agora, se tornou intensamente temível e ameaçador. Isso emerge por meio de uma sensação de perigo, vaga e difusa, que se expressa sob a forma de uma intensa angústia e que não consegue se associar a nada, já que as representações ligadas ao ódio e aos impulsos agressivo-destrutivos são inconscientes e permanecem ocultas.[5]

A patologia depressiva de William Styron

Que a depressão patológica de William tem a ver com os impulsos agressivos no cerne da dinâmica psíquica, ele mesmo o atesta nas suas descrições. Eu o cito:

> *Às vezes, mas não com muita frequência, essa mente conturbada volta-se para pensamentos de agressão contra outras pessoas. Normalmente, no entanto, dolorosamente voltadas para o interior, as vítimas da depressão tornam-se perigosas para elas mesmas. De um modo geral, a loucura da depressão é a antítese da violência. É uma tempestade, sem dúvida; mas uma tempestade de sombras. Logo tornam-se evidentes as respostas retardadas, a quase paralisia, a energia mental quase a*

5 Seria impossível, por razões de tempo e espaço, alongar-me nessas questões aqui, o que fugiria totalmente aos propósitos deste texto. Para uma melhor descrição de todo esse processo, cf. Winnicott (1963/1986) e Engelbert de Moraes (2014). Sobre a dificuldade de elaboração do luto, falarei mais adiante, quando for analisar a depressão de William Styron.

> *zero. Finalmente, o corpo é afetado e sente-se esvaziado, roubado de toda força. (Styron, 1991, p. 53)*

Essa descrição comtempla, a meu ver, os impulsos agressivo-destrutivos inibidos e reprimidos que retornam por vezes, rompendo as defesas psíquicas e se dirigindo ora aos objetos externos, ora ao próprio eu. Mas, como o autor salienta, de um modo geral, "a depressão é a antítese da violência", já que se origina *das defesas psíquicas para conter a violência* e torná-la inofensiva, o que produz uma apatia, "quase paralisia", causada pela queda da energia vital quase a zero e que resulta num "corpo esvaziado, roubado de toda força".[6]

Também o ódio – sentimento inibido e disfarçado pelas defesas psíquicas – faz a sua aparição, de quando em quando, especialmente voltado contra o eu: "Uma das manifestações terríveis – e mais comuns da doença – [...] é a sensação de odiar a si mesmo ou, para ser menos categórico, a falta completa de autoestima" (Styron, 1991, p. 13).

Quando as defesas psíquicas são rompidas, os impulsos agressivo-destrutivos (associados ao ódio) podem, também, manifestar-se por ataques ao corpo, gerando hipocondria: "Logo fui dominado por uma hipocondria total. Nada parecia certo no meu organismo. Sentia espasmos e dores, às vezes intermitentes, geralmente constantes, como presságio de todo tipo de doenças terríveis" (Styron, 1991, p. 50).[7] Outras vezes, essa agressividade odienta pode ser projetada nos objetos externos, retornando como paranoia: "Quando meu espírito descia ao seu nadir, a casa e tudo o mais, me aparecia ameaçadora

6 Em se tratando de uma interpretação baseada em Winnicott, não cabe, de modo algum, falar aqui em "pulsão ou instinto de morte", já que o autor se recusava a trabalhar com esse conceito, julgando-o inútil (Winnicott, 1988, pp. 131-134).

7 A hipocondria também pode ser provocada por uma falta de *personalização*, ou falta de coesão psicossomática, sendo uma forma de o corpo chamar a atenção sobre si próprio, provocando – ainda que por uma sensação de doença – alguma forma de ligação com a psique.

e sinistra. [...] Eu tentava compreender como aquele lugar amigo, repleto de lembranças [...] podia parecer de forma quase tangível, tão hostil e ameaçador" (Styron, 1991, p. 51).

Outros sintomas terríveis completam a descrição de Styron: angústia sufocante, sensação de dor atroz, insônia, falta de atenção, identificação com pensamentos suicidas e desejo de suicídio, medo de loucura, medo de abandono, entre tantos outros. No entanto, a eclosão de todos esses sintomas – na sua forma mais aguda – somente aconteceu aos 60 anos, aparentemente quando William parou de consumir as bebidas alcoólicas com as quais se entorpecia, num período em que seu organismo começou a recusá-las em razão do excesso de uso.

Entretanto, ao que tudo indica, a depressão o espreitava há anos, "esperando para dar o salto mortal" (Styron, 1991, p. 49). William nos conta: "[...] A depressão, quando me dominou, não era uma estranha, nem mesmo uma visitante completamente inesperada. Há décadas, ela batia à minha porta" (Styron, 1991, p. 86). Apesar disso, é impossível, pelas descrições do autor, saber exatamente quando a depressão patológica se iniciou, especialmente porque ele acredita numa raiz genética da doença, já que seu pai era um depressivo (Styron, 1991, p. 86). Pela minha leitura, ela hipoteticamente deve ter se iniciado na tenra infância de William, na qual – ao que tudo indica –, por razões desconhecidas, ele não conseguiu atravessar o estágio da concernência a contento e, nesse sentido, tampouco se apropriar de seus impulsos agressivo-destrutivos. Assim, quando a sua mãe faleceu, aos 13 anos, ele tampouco foi capaz de elaborar o luto causado pela sua perda.

Freud, em seu importante texto "Luto e melancolia" (Freud, 1917 [1915]/1986, pp. 248-249), fala-nos de um ódio dirigido ao objeto morto, e que gera intenso sentimento de culpa. Quando essa dinâmica é capaz de produzir uma regressão a uma relação fusional com o objeto morto e sua consequente introjeção, o luto pela perda não consegue ser elaborado. O objeto é mantido inconsciente e sua sombra recai sobre o eu, gerando *melancolia*.[8]

Raciocinando nessa direção, podemos supor que William já devia sentir dificuldades de acesso ao seu mundo interno, tornado perigoso desde muito cedo, por ser o palco de uma possível irrupção de impulsos agressivo-destrutivos incontroláveis (porque exteriores ao si mesmo), que tinham sido inibidos e reprimidos como mecanismo de defesa. Ora, por ocasião da morte da mãe, a presença do ódio inconsciente ao objeto morto deve ter tornado o seu mundo interno ainda mais perigoso e aterrorizante, pois, ao que tudo indica, não houve uma elaboração completa do luto pela perda da mãe. William nos diz:

> *As raízes genéticas da depressão aparentemente estão agora acima de qualquer controvérsia. Porém estou certo de que o fator mais importante foi a morte da minha mãe, quando eu tinha treze anos. Esse abalo, essa dor precoce – a morte ou desaparecimento de um progenitor, especialmente da mãe, antes da puberdade, ou durante essa fase da vida – aparece repetidamente na literatura sobre depressão como um trauma que pode criar um caos emocional quase irreparável. O perigo é mais aparente quando o jovem atravessa o que chamam de "luto incompleto" – isto é, não consegue a catarse da dor e carrega no íntimo, por toda a vida, um misto de*

---

8 Não é o meu objetivo, aqui, alongar-me nas explanações freudianas, tampouco deter-me numa possível distinção psicopatológica entre *depressão* e *melancolia*, pois isso me desviaria dos objetivos deste texto. Aos interessados, recomendo a leitura do artigo citado de Freud.

> *raiva e culpa, aliado a dor não liberada, a semente em potencial da autodestruição. (Styron, 1991, pp. 86-87)*

Creio que a descrição do autor, aqui exposta, sobre a origem da patologia depressiva em questão é suficientemente elucidativa e dispensa maiores comentários. O "misto de raiva (ou ódio) e culpa" pela morte da mãe permanece inacessível, impossibilitando a elaboração do luto – em razão de sua condição inconsciente e, também, da impossibilidade de William de realizar uma *depressão saudável*;[9] e isso tudo, aliado a uma dor represada, impossibilitada de catarse (ou "tristeza represada", como aparece no texto em inglês),[10] torna-se o embrião de um processo de autodestruição.

Em que pesem essas considerações, minha hipótese é que a patologia depressiva se instalou quando William era bem pequeno, ganhando, entretanto, um reforço adicional por ocasião da morte da mãe. No entanto, cabe a pergunta: por que os sintomas somente eclodiram de maneira aguda aos 60 anos? Somente pela interrupção das bebidas alcoólicas?

---

9 Fica, aqui, implícita uma pergunta: a elaboração do luto é impedida por dificuldades de acesso ao mundo interno (vivido como aterrorizante), como propõe Winnicott, ou porque os processos em questão são inconscientes, portanto, inacessíveis, como pensaríamos se tomássemos mais o partido da interpretação freudiana? A resposta correta me parece ser: por ambas as razões. O material é, de fato, inconsciente, pois recalcado, mas, segundo Freud, o recalcado retorna em formações de compromisso, que constituem uma primeira forma de acesso ao material inconsciente e que, se devidamente perlaborada pela associação livre, pode conduzir aos elementos originais do recalque (as análises geralmente operam nessa direção). Entretanto, se o contato com tudo aquilo que venha do mundo interno é evitado, por medo ou mesmo terror, o acesso a qualquer material inconsciente fica, de fato, impossibilitado.

10 No original, a expressão é "dammed up sorrow", ou seja, tristeza represada (Styron, 1990, p. 80).

Para respondermos a essa questão, é preciso, em primeiro lugar, distinguir a estrutura da patologia depressiva de seus sintomas tardios e não operar como a psiquiatria atual, que define a doença mental pela frequência dos seus sintomas atuais. Quero dizer, com isso, que o que compõe o arcabouço da patologia depressiva é a inibição/repressão dos impulsos agressivo-destrutivos e a impossibilidade de o si mesmo se apropriar deles, conforme já foi descrito aqui. Ou seja, é a permanência desses impulsos como exteriores ao eu, funcionando como forças anônimas ao seu bel-prazer e não podendo ser controlados, dirigidos e usados para fins vitais. Nesse tipo de dinâmica, quando esses impulsos irrompem dos seus refúgios, atravessando a repressão, eles tendem a dominar o eu, incontroláveis em suas manifestações onipotentes e agressivo-destrutivas, característica dos estados maníacos. Quando confinados, produzem justamente alterações significativas no humor e um tônus vital baixo, que compõem os estados depressivos, em sua grande maioria. Sabemos, entretanto, que nem todos os indivíduos alternam esses dois estados, numa dinâmica cíclica. William, por exemplo, revela não apresentar as manifestações maníacas (Styron, 1991, p. 45).

Também, conforme já disse, a repressão/inibição original dos impulsos agressivo-destrutivos carrega muitas vezes consigo uma boa parte dos impulsos eróticos, provocando uma inibição/repressão instintual global. Isso apesar de não ter havido ainda, nessa época, uma fusão mais completa entre as duas classes de impulsos, o que somente ocorreria no atravessamento e elaboração do estágio da concernência.

A patologia depressiva, descrita dessa maneira, em sua estrutura básica, pode permanecer calada durante muito tempo, em suas manifestações sintomáticas, em razão de mecanismos de defesa rigidamente construídos, aparecendo somente como uma sensação vaga de perigo, espreitando ali e acolá, mas sendo rapidamente diluída pelos mecanismos de defesa.

Enquanto isso, o si mesmo opera com um tônus vital rebaixado, mas pode improvisar formas razoavelmente adaptativas pela construção de um falso si mesmo formado por introjeções e mimetizações de operações humanas recolhidas do meio ambiente. William, nos seus relatos, nos fala de um "segundo eu", que pode assistir à luta do companheiro contra a desgraça eminente, sem compartilhá-la (Styron, 1991, p. 70). Isso nos sugere, pois, uma dissociação do eu naquilo que Winnicott denominava si mesmo verdadeiro e falso si mesmo (falso *self*), sendo a função desse último proteger o primeiro até que ele possa ultrapassar a doença e reconquistar uma saúde psíquica. Para esses fins, propicia-lhe meios satisfatórios de adaptação às demandas ambientais, muito embora com um repertório limitado.[11] No caso de William, parece-me que a literatura constituiu, para ele, uma espécie de refúgio psíquico no qual, graças a uma inteligência bastante alta, podia espraiar-se num espaço relativamente controlado e sem grandes perigos.

Dentro desse quadro explicativo, os sintomas tardios descritos por William, que aparecem aos 60 anos, após a interrupção das bebidas alcoólicas, não constituem a patologia depressiva propriamente dita, mas um mecanismo de cura para o enfrentamento das suas causas.

Explico-me melhor: o passado não elaborado nos cobra que, em algum momento da nossa vida, possamos retornar a ele por meio de um processo de regressão e, então, lançarmo-nos num enfrentamento daquilo que não foi encarado, elaborado e ultrapassado. É preciso colocarmo-nos no olho do furacão, face a face com tudo aquilo que procuramos evitar ao longo de toda a vida, para podermos nos apropriar de tudo o que deixamos para trás e,

---

11 Winnicott nos fala em variados graus de dissociação entre os dois si mesmos, podendo ir de uma pequena dissociação, característica de um funcionamento saudável, até a completa cisão, nos casos mais próximos da psicose (Winnicott, 1960/1990).

assim, retomar o nosso fio de vida mais enriquecido e vitalizado. Nesse retorno regressivo, por razões óbvias, os sintomas se tornam mais potentes e escancarados, tais como William os relata. Mas isso já descreve um processo de enfrentamento, uma espécie de descida ao inferno para resgatar o seu élan vital, roubado pelos demônios do medo e da impotência.

Mas por que essa regressão/resgate acontece aos 60 anos? Edna Pereira Vilete, numa primeira tentativa de interpretação winnicottiana da depressão de William, sugere-nos que talvez essa retomada exija uma *maior organização do ego*, já que gera uma ameaça de caos, pelo medo de aniquilamento que a acompanha. E nos diz:

> *Talvez isso explique por que tal crise no processo analítico seja um fenômeno tardio, ocorrendo com frequência, após alguns anos de trabalho, não só porque já deve, então, existir uma confiança no analista, mas também porque, durante esse tempo, houve um desenvolvimento de ego que tornou o paciente capaz de tolerar e lidar com ansiedades que eram impensáveis em seu* setting *original. De maneira semelhante, talvez a pessoa necessite aguardar uma ocasião organizada de vida que lhe permita viver, como nos diz Winnicott, o luxo de uma regressão – filhos criados, uma certa estabilidade financeira e um companheiro leal que lhe dê o suporte necessário; só então, o passado virá cobrar a sua dívida. (Vilete, 2004, p. 111)*

Isso explicaria por que somente aos 60 anos. Com toda uma trajetória literária conquistada – lembremo-nos de que William estava indo a Paris receber um prêmio por suas produções – e uma vida já realizada nos seus principais vértices, tendo uma esposa e um amigo devotados, capazes de lhe propiciar o *holding* necessário nessa descida ao inferno, William é, finalmente, capaz de se propiciar o luxo de uma regressão.

Mas essa volta lhe exigirá percorrer o caminho completo e obscuro do desconhecido aterrorizador até o seu limite absoluto. É somente quando já não tem mais nada a perder, quando justamente, sem qualquer resquício de esperança, prepara-se para um suicídio, *somente nesse extremo limite*, que se dá uma guinada de cento e oitenta graus, capaz de alterar tudo.

É nesse momento, quando desistira de escrever uma carta à esposa explicando o porquê do seu suicídio, e decidira partir em silêncio, que – quiçá como despedida da vida – obriga-se a assistir a um *tape* de um filme no qual se ouve, como música de fundo, uma passagem da "Rapsódia para Contralto" de Brahms. É nessa ocasião, justamente, que o milagre acontece. Nas suas palavras:

> *O som, como toda música – na verdade, como todos os prazeres – ao qual eu estava indiferente há meses, atingiu meu coração como uma adaga, e numa torrente de rápida lembrança pensei em todas as alegrias que aquela casa havia conhecido. As crianças que tinham corrido por ela, as festas, o amor e o trabalho, o sono honestamente merecido, as vozes e vivacidade, a tribo eterna de gatos, cães e pássaros, "riso, vigor e Suspiros,/E Vestidos e Cachos de Cabelos". Compreendi que tudo isso era mais do que eu podia abandonar, assim como o que eu tão deliberadamente resolvera fazer era mais do que eu podia infligir àquelas lembranças, e a todos aqueles, tão chegados a mim, aos quais essas lembranças estavam ligadas. E com a mesma força compreendi que eu não podia cometer aquela profanação de mim mesmo. [...]*

No dia seguinte dei entrada no hospital. (Styron, 1991, pp. 71-72)

Mais adiante, William nos conta que a sua vitória contra o suicídio fora uma homenagem tardia à sua mãe: "Sei que naquelas últimas horas, antes de me libertar, quando ouvi o trecho da *Rapsódia para Contralto,* de Brahms – que eu a ouvira cantar – ela estava toda na minha lembrança" (Styron, 1991, p. 88).

Temos, pois, aí descrita aquela que talvez consista na primeira depressão saudável realizada por William: não tendo mais nada a perder (já que decidira suicidar-se), pôde arriscar-se a tudo; assim, graças à escuta da música que fora um dia cantada por sua mãe, consegue recolher-se ao mundo interno, no qual resgata uma série de lembranças boas ligadas à vida que tivera no passado e, especialmente, associadas à sua mãe. Desse modo, a dominância do ódio e da culpa – e de todos os impulsos agressivo-destrutivos associados a ela – cede seu lugar aos impulsos amorosos, e a vida volta a triunfar.

A poesia da "Rapsódia para Contralto", de Brahms, escrita por Goethe, diz o seguinte:

Contralto:
Quem é esse, que vaga sozinho?
No meio dos arbustos se perde
Atrás dele, os arbustos
Se fecham novamente,
A grama se move para trás, de novo,
E o vazio o engole.

Ah! Quem mitigará a dor daquele
Que encontra veneno no bálsamo?

Daquele que bebeu o ódio da humanidade
Da taça do amor?
Antes escarnecido, agora escarnecendo
Ele secretamente desperdiça
Seu próprio mérito
Ao buscar inutilmente por si próprio.

Contralto e coro masculino:
Pai de amor,
Se há em teu saltério
Uma melodia que fale ao seu ouvido,
Revive o seu coração,
Vira a tua luz desanuviada
Para baixo, para as milhares de fontes
Ao lado da alma sedenta
No terreno baldio.
(Johann von Goethe, 1976, tradução minha)

Muito embora eu considere a poesia de Goethe eloquente por si própria, gostaria de destacar alguns trechos principais. Ela fala de alguém que se perdeu, engolido pelo vazio, por ter bebido ódio da taça do amor; em seguida, pede a Deus que reviva esse coração perdido, por meio de uma música que fale ao seu ouvido, mostrando à alma sedenta que há milhares de fontes no terreno baldio. Está, pois, aí descrita, de maneira bastante facunda e condensada, a própria condição de William: a causa da sua perda (ter bebido ódio da taça do amor, ou seja, ter sentido intensificar-se o ódio à sua mãe, por ocasião da sua morte, ódio esse constitutivo da ambivalência amor/ódio, característico de tal relação), bem como a forma do seu resgate (uma música que fale ao seu ouvido, mostrando as fontes de água à sua alma sedenta).

A internação de William no hospital, durante sete semanas, criou, para ele, um ambiente calmo e organizado, no qual pôde se recuperar lentamente de todo o caos deixado pelo furacão, em cujo olho esteve lançado por um longo tempo. Para isso, contou com o *holding* da esposa devotada e de um amigo, a quem agradece, comovido, numa das páginas do livro (Styron, 1991, p. 84). Mas essa internação não foi, a meu ver, o fator primeiro que propiciou o seu resgate dos confins do inferno. Não existe hospital cujo poder possa ser comparado ao de uma música ouvida no momento oportuno. Ela pode levar à morte – como no caso do canto das sereias –, bem como nos acalentar e nos trazer novamente para as delícias da infância, quando se transmuta em voz materna. Especialmente quando tem como colaboradores a arte maior de um Brahms e de um Goethe.

O que quero dizer com isso é que o resgate da possibilidade de realizar uma depressão saudável veio em primeiro lugar: a escuta da música, no momento adequado, trouxe com ela a capacidade de substituir a dominância do ódio e do sentimento de culpa que constituíam, até então, o mundo interno de William pela dominância de experiências amorosas. Com isso, tornou-se possível dar início a uma elaboração do luto pela morte de sua mãe. Nesse sentido, a escuta da música operou de maneira quase mágica, uma espécie de canto das sereias às avessas. Mas não se pode minimizar também a importância do processo regressivo que provavelmente se seguiu.

Para entender a importância da regressão a estágios de dependência no pensamento de Winnicott, como processo restaurador de saúde psíquica, é preciso, em primeiro lugar, compreendermos que qualquer patologia, para esse autor, implica na interrupção do processo de amadurecimento da criança, em razão de acontecimentos traumáticos. No caso de William, lançamos a hipótese de um mal atravessamento do estágio de concernência (por possíveis falhas ambientais), agravado pela impossibilidade de elaborar o luto pela morte da mãe, aos 13 anos. A interrupção do processo de amadurecimento psíquico significa uma espécie de *congelamento* deste num certo estágio, e a regressão terapêutica significa, justamente, a retomada desse processo interrompido diante de um ambiente mais acolhedor e capaz de sustentação.

Antes de Winnicott, Ferenczi já sinalizara a importância da regressão terapêutica no processo psicanalítico, conforme já disse num outro escrito, muito embora o próprio texto sinalize que não se trata exatamente do mesmo tipo de regressão – há uma diferença pontual desta concepção para os dois autores. Cito tal passagem de meu texto, em que desenvolvo, com mais profundidade, as ideias de Ferenczi, começando por um recorte de seu *Diário clínico*.

> *Palavras de Ferenczi, (...) no* Diário Clínico:
>
> *A análise deve permitir ao paciente, moral e fisicamente,* the utmost regressions *(as mais extremas regressões) sem se envergonhar! É somente então, depois que ele (ela) desfrutou durante certo tempo, sem escrúpulos, do* taking everything for nothing *(considerar tudo como nada), que o paciente fica em condições de adaptar-se aos fatos, até mesmo de tolerar o sofrimento alheio de um modo maternal (sem esperar algo em troca) (bondade) (Ferenczi, 1932/1990, p. 155).*
>
> *Mas o que quer dizer, exatamente: desfrutar, sem escrúpulos, do "considerar tudo como nada"? Penso que, justamente, significa poder reviver a situação traumática diante de um ambiente capaz de sustentação e de acolhimento, até o nível em que aquilo tudo que aconteceu já não significa mais nada, quando se torna até mesmo possível entender as razões do outro (do agente traumatizante) e de tomar contato com o seu sofrimento.*

> *É nessas horas que pode surgir uma possibilidade de* perdão *e de libertação do ressentimento, e do peso que ele representa. "Um novo nascimento, uma nova decolagem, por assim dizer."*
>
> *É evidente, por outro lado, que as regressões terapêuticas propostas por Ferenczi não são* exatamente *as mesmas propostas por Winnicott, já que este último concebia um processo de amadurecimento da criança, formado por etapas a serem percorridas e transpostas e que as regressões não significavam tão somente a revivência do trauma, mas a retomada de algumas dessas etapas, especialmente as mais antigas. Por isso ele as denominou "regressões a estágios de dependência". Mas é inegável, também que, sem o* start *dado por Ferenczi, as regressões terapêuticas jamais fariam parte da técnica psicanalítica. Ele foi, portanto, um precursor. (Naffah Neto, 2019, pp. 124-125)*

Portanto, as regressões terapêuticas propostas por Winnicott não significam tão somente reviver a situação traumática na transferência psicanalítica, diante de um ambiente mais acolhedor, apesar de isso também fazer parte do processo. Significa, ainda, retomar os processos constitutivos daquele estágio de amadurecimento que ficaram por realizar, desde o seu momento de congelamento primário.

No caso de William, significaria – se a minha hipótese de um congelamento do seu processo de amadurecimento no estágio da concernência for verdadeira – uma retomada dos impulsos agressivo-destrutivos, antes inibidos/reprimidos, diante de um ambiente mais acolhedor e capaz de sustentação do reinício do ciclo benigno de destruição/reparação do objeto. O quanto isso aconteceu ou não, de maneira suficiente, na sua internação hospitalar, é algo difícil de mensurar por falta de informações no seu relato. O que nos sugere que algo do gênero possa ter acontecido é a sua sinalização do *holding* que lhe foi dado tanto pela esposa quanto por um amigo querido, a quem agradece, comovido, conforme já relatei antes (Styron, 1991, p. 84). Isso na medida em que, conforme Winnicott nos diz, a regressão acontece de maneira espontânea sempre que um ambiente propício se apresenta. Ora, o apoio da esposa e do amigo ao longo do seu processo de recuperação parece ter constituído uma ocasião capaz de dar sustentação a tal processo. Resta saber o quanto ele de fato aconteceu e de modo suficiente para a dissolução da patologia depressiva.

O fato é que, pelo menos nesse período de vida, William conseguiu ultrapassar os sintomas depressivos e atingir uma experiência de paz, conforme nos mostra o seu relato, muito embora, conforme Edna Vilete comente, falte-lhe uma compreensão mais completa do que propiciou o seu processo de recuperação – um tipo de entendimento que somente um processo psicanalítico é capaz de oferecer. Assim, ela nos diz:

> *(...) Ele resume a sua permanência de sete semanas no hospital dizendo: "Misteriosa na chegada, misteriosa na partida, a doença segue seu curso, e finalmente encontramos a paz". Em decorrência, porém do desconhecimento do que lhe teria de fato acontecido, a ameaça parece continuar à espreita no caminho. "A depressão tem o hábito da decaída", informa ao final do seu relato. (Vilete, 2004, pp. 111-112)*

Essa constitui uma das dúvidas que me assaltam quanto à completa recuperação de William dessa patologia depressiva nesse episódio por ele relatado. Entretanto, é fato inegável que uma porta se abriu a partir da canção "mágica" e da paz por ele encontrada no período de hospitalização. Nesse sentido, buscando uma maneira de dar contornos às minhas hipóteses, finalizo este texto com as seguintes palavras de Styron:

> *Para aqueles que viveram no bosque tenebroso da depressão, e conheceram sua agonia indescritível, a volta do abismo não é muito diferente da ascensão do poeta, subindo e subindo, deixando as profundezas negras do inferno par chegar ao que ele via como "o mundo cheio de luz". Aí, quem recuperou a saúde quase sempre recupera a capacidade para a serenidade e a alegria, e isso deve ser indenização suficiente por ter suportado o desespero além do desespero.*
>
> E quindi uscimmo a riveder le stelle.
>
> *E assim saímos e mais uma vez vimos as estrelas. (Styron, 1991, p. 91)*

Referências

Engelberg de Moraes, A. A. R. (2014). *Depressão na obra de Winnicott*. São Paulo: DWW Editorial.

Ferenczi, S. (1932). *Diário clínico*. Rio de Janeiro: Martins Fontes, 1990.

Freud, S. (1917 [1915]). *Duelo y melancolia*. In S. Freud. *Obras completas*, vol. XIV. Buenos Aires: Amorrortu, 1986.

Lejarraga, A. L. (2012). *O amor em Winnicott*. Rio de Janeiro, FAPERJ/Garamond.

Naffah Neto, A. (2012a). A construção do psiquismo: a singularidade da perspectiva winnicottiana, diferindo de Freud, Klein e

Bion. In I. Sucar & H. Ramos (orgs.). (2012). *Winnicott: ressonâncias* (pp. 61-72). São Paulo: Primavera/Sociedade Brasileira de Psicanálise de São Paulo.

Naffah Neto, A. (2012b). Amor que também é ódio, ódio que implica amor: notas sobre a ambivalência. In A. Naffah Neto & S. R. Vargas Mansano (eds.). *Paixões tristes – retratos contemporâneos* (pp. 23-30). São Paulo: Via Lettera.

Naffah Neto, A. (2014). A problemática da sexualidade infantil, segundo D. W. Winnicott; desfazendo mal-entendidos. In A. Naffah Neto. (2017). *Veredas psicanalíticas: à sombra de Winnicott* (pp. 32-57). Saarbrücken, Deutschland/Niemcy; Novas Edições Acadêmicas.

Naffah Neto, A. (2019). Melanie Klein e Winnicott: porta-vozes das tradições de Abraham e Ferenczi. In E. M. Ulhoa Cintra & M. F. R. Ribeiro (orgs.). (2019). *Melanie Klein na psicanálise contemporânea: teoria, ciência e cultura*. São Paulo: Zagodoni.

Styron, W. (1990). *Darkness visible.* London: Picador. (Trabalho original publicado, em parte, em 1989, na *Vanity Fair*.)

Styron, W. (1991). *Perto das trevas.* Rio de Janeiro: Rocco.

Vilete, E. P. (2004). Perto das trevas – a história de um colapso. *Natureza Humana, 6*(1), pp. 103-113.

Von Goethe, J. (1976). Alto Rapsody. Encarte do LP Janet Baker, Angel S-37199, p. 4.

Winnicott, D. W. (1945). Primitive emotional development. In D. W. Winnicott. (1992). *Through paediatrics to psychoanalysis* (pp. 145-156). London: Routledge.

Winnicott, D. W. (1950). Aggression in relation to emotional development. In D. W. Winnicott. (1992). *Trough paediatrics to psychoanalysis* (pp. 204-218). London: Routledge.

Winnicott, D. W. (1960). Aggression, guilt and reparation. In D. W. Winnicott. (1986). *Home is where we start from* (pp. 80-89). London: Penguin.

Winnicott, D. W. (1960). Ego distortion in terms of true and false self. In D. W. Winnicott. (1990). *The maturational processes and the facilitating environment* (pp. 140-152). London: Penguin.

Winnicott, D. W. (1963). The value of depression. In D. W. Winnicott. (1986). *Home is where we start from* (pp. 71-79). London: Penguin.

Winnicott, D. W. (1988). A primary state of being: pre-primitive stages. In D. W. Winnicott. (1988). *Human Nature* (pp. 131-134). London: Free Association Books.

6. Perto das trevas de William Styron: a depressão em testemunho literário e sob uma conversa lacaniana

Marcos Paim Caldas Fonteles
Rosângela de Faria Correia

"Talvez eu mude um pouco à medida que envelhecer, [...] mas me parece que a vida [...] é uma longa depressão cinza interrompida por momentos de grande hilaridade."[1]

William Styron, aos 28 anos.

Antes de tudo, cabe ressaltar que este texto não tem a ambição ou o objetivo de *psicanalisar* o autor, seu livro ou biografia, tal como seria uma psicanálise *aplicada*. Não há psicanálise sem clínica: psicanalista, analisante, transferência, associação livre e escuta flutuante; ela se debruça no caso a caso em que a transferência abre espaço e dá voz à estrutura singular de cada um. "A clínica psicanalítica questiona a maneira particular como cada sujeito, pelos efeitos depressivos que sofre" (Skriabine, 2006, p. 3). Portanto, este texto trata-se somente de um arranjo de hipóteses ficcionais, para um exercício acadêmico e reflexivo sobre a teoria psicanalítica.

---

1 Tradução livre de: "*Perhaps I'll change some as I get older, (...) but it seems to me that life (...) is a long gray depression interrupted by moments of high hilarity*" (*The New York Times: Styron Visible*, Blake Bailey, 2013).

O relato de uma depressão

A depressão como fenômeno clínico é estudada há muito tempo, mas, especialmente a partir das décadas de 1980 e 1990 do século passado, tem atraído mais leituras e diagnósticos diferenciais. Mesmo assim, ainda é comum no linguajar popular a confusão entre melancolia, depressão, luto e tristeza; situações com sintomas aparentemente parecidos ao olhar leigo, mas de estruturas clínicas bastante diferentes. Para fins de classificação e definição do escopo teórico deste texto, aqui iremos tratar de um *caso* específico de depressão.

Optamos por enquadrá-lo em um fenômeno depressivo, como o próprio William Styron se autoclassifica no seu livro *Perto das trevas*,[2] objeto deste estudo. No entanto, por causa de algumas passagens de seu texto, especialmente em cenas em que há uma clara desvalorização do seu próprio Eu,[3] poderíamos ensaiar uma hipótese de um *caso* melancólico, de constituição clínica mais regressiva que a depressão, no qual o Eu teria *falhado* em se estabelecer por causa de um chamado à vida precário ou mesmo inexistente.[4]

Descartando-se essa hipótese, simplesmente para fins de uma limitação de escopo desta pesquisa teórica, seguimos tratando essa simulação *clínica* com um olhar investigativo de pistas que, de alguma maneira, pudessem suportar uma hipótese de um *caso* depressivo.

Os estados depressivos são acompanhados por um retraimento da *vontade* em que o sujeito assume uma posição de desesperança,

2 Título original *Darkness visible*, 1990. Parte da obra foi originalmente publicada na revista *Vanity Fair*, em 1989.

3 "(...) é a sensação de odiar a si mesmo (...), a falta completa de autoestima. À medida que a doença progredia, meu valor diminuía assustadoramente ante meus olhos" (*Perto das trevas*, William Styron, 1991, p. 13).

4 "Na melancolia, o Outro 'morto' (a mãe que não dá a seu bebê um lugar simbólico) não permitiu que essa identificação [significante do objeto de falta à mãe] se formasse" (Kehl, 2009, p. 201).

pouco investimento nas relações e uma recusa diante dos desafios da vida cotidiana. No entanto, não existe "depressão no singular, como não existe a dor no singular; porém a depressão, enquanto tal, não constitui por si só, para a doutrina psicanalítica, nenhum tipo de nosologia determinada" (Teixeira, 2008, p. 28).

O autor W. Styron descreve de maneira clara o seu sofrimento e o quanto se sentia fragilizado: "o desalento me invadia com uma sensação de medo e alheamento e, acima de tudo, uma angústia sufocante" (Styron, 1991, p. 19). Desesperança, desalento e recuo diante das relações, quando a angústia parecia tomar uma dimensão importante, Styron nos apresenta um significativo sentimento de "estar perdido".

Recorremos a Lacan sobre o aparecimento da angústia, que "surge a cada vez que o sujeito é, por menos sensivelmente que seja deslocado de sua existência" (Lacan, 1957/1995, p. 231). Citamos Styron ao relatar sua experiência em Paris, à época do recebimento de um prêmio como escritor: "A dor persistiu durante a visita ao museu e atingiu um crescendo nas horas seguintes quando, de volta ao hotel, deitei-me na cama e fiquei olhando o teto, quase imóvel, num transe de desconforto supremo"[5] (Styron, 1991, p. 24). Ele descreve sua sensação como um "torpor impotente" (p. 23), assim como de uma angústia que tomava seu cotidiano.

Articulamos esses momentos ao que Fédida e Berlinck nos ensinam sobre a depressão:

> *Nela, a intensidade das cores esmaece, assim como o claro-escuro, dando lugar a uma tonalidade cinza, sem contraste. Os cheiros param de ser percebidos, as texturas*

---

5 "O tédio, fruto da 'incuriosidade', indica o fatalismo e o desinteresse por uma vida cujo devir não apresenta nenhuma perspectiva de superação do presente" (Kehl, 2009, p. 15).

> *deixam de ser registradas, os sons ficam adormecidos e podem até desaparecer. O processo digestivo fica prejudicado e o corpo passa a ficar pesado. Os movimentos corporais ficam lentos, os pés se arrastam. Em suma, o corpo penetra um estado de insensibilização da sensorialidade. (Berlinck & Fédida, 2000, pp. 12-13)*

Um derrotado antes do combate

No cenário de um *caso* depressivo, segundo a linha teórica adotada por estes autores, estaríamos à procura de um sujeito que abdica de seu desejo, que de alguma maneira, ao longo de sua história, tenha se retirado da arena de combate fálico com seu pai ou quem viesse a realizar a função paterna. Diferentemente de um castrado que rivaliza e perde, o futuro depressivo em seu tempo infantil teria abdicado do seu lugar mesmo antes da disputa.

Lacan, em seu texto sobre o complexo de Édipo, o divide em *etapas*: primeiro, segundo e terceiro tempos. Seguindo seu texto, o menino trazido à vida pelo desejo materno migraria gradualmente da posição de um *objeto* absoluto de satisfação à mãe para a de um sujeito faltante. Nesse percurso, caberia a ele ter sua *completude* frustrada por uma mãe também castrada e sujeita a falhas; concorrer pelo interesse dela com seu pai e perder essa disputa; para, mais à frente, descobrir que mesmo aquele pai castrador também é falível e castrado.[6]

---

6 "No primeiro tempo e na primeira etapa, portanto, trata-se disto: o sujeito se identifica especularmente com aquilo que é objeto de desejo da mãe. (...) Segundo tempo. Eu lhes disse que, no plano imaginário, o pai intervém efetivamente como privador da mãe. (...) O terceiro tempo é este: o pai pode dar à mãe o que ela deseja, e pode dar porque possui. (...) o pai intervém como real e potente. Esse tempo se sucede à privação ou à castração que incide sobre a mãe, a mãe

No Seminário 5: "As formações do inconsciente" (1957-1958), Lacan irá aprofundar a função do pai na ordem simbólica. "Não existe a questão do Édipo quando não existe o pai, e, inversamente, falar do Édipo é introduzir como essencial à função do pai" (Lacan, 1958/1999, p. 171).

Nesse embate entre filho e pai, a castração é necessária, mas também é dependente de um processo em que o combatente, apesar de derrotado, deva ser capaz de lutar pelo seu desejo. Um combatente esperançoso que sai de cena perdedor, mas ainda capaz de bons combates.[7]

Um pai extremante *seguro* e *eficiente* no disfarce de suas falhas poderia inviabilizar a disputa e não abrir espaço ao filho em sua arena. Sem as esperanças de conquista e na certeza definitiva de um combate sem chance de vitória, citando o psicanalista Mauro Mendes Dias, o futuro depressivo em seu conflito edípico "cairia antes da sua queda".[8]

A ausência de um lugar e adversário que possibilitem ao menino a mínima chance de conquista tampona sua esperança de vitória, que parte descartada desde o princípio. Uma esperança que é combustível

---

imaginada, no nível do sujeito, em sua própria posição imaginária, a dela, de dependência. É por intervir como aquele que tem o falo que o pai é internalizado no sujeito como Ideal do eu, e que, a partir daí, não nos esqueçamos, o complexo de Édipo declina" (Lacan, 1958/1999, pp. 198-201).

7 "O depressivo está marcado pela castração, mas não a simboliza – até aqui, não se diferencia do neurótico. Só que a castração é para ele motivo de dor narcísica e também de vergonha (são estes os componentes de sua dor moral), uma vez que ele se instalou na condição de castrado por covardia – para esquivar-se da rivalidade fálica com o pai" (Kehl, 2009, p. 201).

8 "Na posição depressiva o sujeito não tem confronto, não vai brigar. Ele vai para o chão. Ele cai, antes da queda. Isso é que é complicado na posição depressiva. É por isso que o depressivo sempre promove, para aqueles que com eles se encontram essa tentativa de vitalizá-lo: 'Vai, vai, briga, enfrenta a vida!'. Só que isso não adianta de nada" (Dias, 2003, pp. 69-70).

necessário ao desejo, que se torna impotente na ausência da primeira. Um alimento necessário à fantasia do sujeito, há de que se primeiro imaginar completo para que mais para a frente possa se descobrir castrado. Um castrado *a priori* é *impotente*, carne morta ou um mero instrumento sexual.[9]

Uma castração aterrorizante

O complexo de Édipo nos guia no sentido de demarcar as estruturas clínicas, que estarão articuladas à constituição do sujeito. Lacan formula, em seu ensino, momentos lógicos da constituição subjetiva, articulando-a ao complexo de Édipo, no qual a castração simbólica toma lugar privilegiado à formulação do desejo.

> *Mas o que não é mito, e que Freud, no entanto formulou tão logo formulou o Édipo, é o complexo de castração. [...] Pois, propriamente desconhecido até Freud, que o introduz na formulação do desejo, o complexo de castração já não pode ser ignorado por nenhum pensamento sobre o sujeito. (Lacan, 1960/1998, p. 835)*

Para Kehl (2009), quando pensamos no retraimento da libido do qual sofre o sujeito depressivo, poderíamos articular essa dor ao que estaria mais próximo de uma evitação diante da dor advinda da castração. Durante as perdas inevitáveis sofridas ao longo da vida, próprias à existência humana, de alguma maneira essa dor se reatualiza.

Seguindo as elaborações de Kehl (2009), essa dor provocada no sujeito depressivo estaria mais próxima ao desinvestimento do

---

9 "Ao colocar-se ante a exigência de 'tudo ou nada', acabam por instalar-se do lado do nada. O depressivo não enfrenta o pai. Sua estratégia é oferecer-se como objeto inofensivo, ou indefeso, à proteção da mãe" (Kehl, 2009, p. 15).

próprio desejo e ao sentimento de culpa consequente. O sujeito depressivo parece possuir uma atitude fatalista diante do mundo e de suas relações, o que lhe causaria um empobrecimento do pensamento simbólico, a via privilegiada de acesso ao desejo inconsciente.

Um sujeito cedente de seu desejo

Lacan se refere a uma posição do sujeito na qual nomeou demissão subjetiva,[10] ao falar sobre as depressões, e da culpa que sofre o sujeito depressivo ao ceder em seu desejo. Ele fala sobre a "traição da vida desejante, sendo a única posição pela qual, o sujeito deveria sentir-se legitimamente culpado" (Kehl, 2009, p. 219). Citamos Lacan:

> *Proponho que a única coisa da qual se possa ser culpado, pelo menos na perspectiva analítica, é de ter cedido de seu desejo. Essa proposição, aceitável ou não em tal ética, expressa suficientemente bem o que constatamos em nossa experiência. Em última instância, aquilo de que o sujeito se sente efetivamente culpado quando apresenta culpa, de maneira aceitável ou não pelo diretor de consciência, na raiz, na medida em que ele cedeu em seu desejo. (Lacan, 1960/2008, p. 373)*

Kehl (2009) esclarece que recuar da posição *desejante* não é o mesmo que recusar o desejo em si. Não tendo sido acessada sua estrutura inconsciente, trata-se somente da desistência do desejo como causa, que faz com que o sujeito permaneça *imobilizado* em uma cadeia de repetições.

---

10 "Demissão subjetiva foi como Lacan designou a posição do sujeito que se deprime: aquele que sofre da única culpa justificável, em Psicanálise, *a culpa por ceder em seu desejo*" (Kehl, 2009, p. 58, grifos nossos).

O depressivo, ao escolher recuar diante da castração, ignora o valor dela, uma vez que é a partir dela que o desejo pode se apresentar (ora, só há desejo quando há o reconhecimento de uma falta). Para o depressivo, a castração se reveste de uma condição de impotência e incapacidade; permanecendo nessa posição, o sujeito não consegue extrair o valor dessa operação simbólica, ou seja, não se apropria da potência da castração como causa do desejo. O sujeito, ao deparar-se com a castração e recuar, abre mão de sua posição *desejante.*

"Nisso consiste a dor moral do depressivo, prova de que ele, embora conheça a castração, não seja capaz de simbolizá-la" (Kehl, 2009, p. 19). Em seu trabalho intitulado "Televisão", Lacan (1973/2003) coloca:

> *Mas esse não é um estado de espírito [*état d'âme*], é simplesmente uma falha [*faute*] moral, como se exprimiam Dante e Espinosa: um pecado, o que significa uma covardia moral, que só é situado em última instância, a partir do pensamento, isto é, do dever de bem dizer, ou de se referenciar no inconsciente, na estrutura. (p. 524)*

Culpa e gozo nos estados depressivos

Retomando o sentimento de culpa de que sofre o sujeito depressivo, Kehl (2009) recupera do ensino lacaniano que a única justificativa para esse sentimento estaria no que Lacan diz sobre trair a si mesmo, "se vê abatido e sem razão de viver porque intui que traiu a si mesmo, traiu a via que o representava como sujeito de um desejo marcado pelo significante" (Kehl, 2009, p. 59).

Citamos Lacan, em *O seminário, livro 7: a ética em psicanálise*, sobre ceder em seu desejo:

> *O que chamo* ceder de seu desejo *acompanha-se sempre no destino do sujeito – observarão isso em cada caso, reparem em sua dimensão – de alguma traição. Ou o sujeito trai sua via, se trai a si mesmo, e é sensível para si mesmo. Ou, mais simplesmente, tolera que alguém com quem ele se dedicou mais ou menos a alguma coisa tenha traído sua expectativa, não tenha feito com respeito a ele o que o pacto comportava, qualquer que seja o pacto, falso ou nefasto, precário, de pouco alcance, ou até mesmo de fuga, pouco importa.*
> *Algo se desenrola em torno da traição, quando se a tolera, quando impelido pela ideia do bem – quero dizer, do bem daquele que traiu nesse momento – se cede a ponto de diminuir suas próprias pretensões, e dizer-se. Pois bem, já que é assim, renunciemos à nossa perspectiva, nem um nem outro, mas certamente não eu, não somos melhores, entremos na via costumeira. Aqui, vocês podem estar certos de que se encontra a estrutura que se chama* ceder de seu desejo. *(Lacan, 1960/2008, p. 375, grifo nosso)*

Para Teixeira (2008), quando Lacan se refere a uma covardia moral, é preciso compreender que não se trata de uma abordagem moralista das depressões, uma vez que Lacan, "ao qualificar a depressão como efeito de uma *lâcheté*,[11] está antes se referindo a ela como efeito de uma frouxidão, de uma ausência de tensão necessária ao exercício lógico do pensamento" (Teixeira, 2008, p. 29). O autor esclarece que se trata de uma falta ética: "A falta de vontade constante do sujeito depressivo corresponde, em certo sentido, a uma recusa

11 *Lâcheté* é traduzível como *covardia* em português.

ética de situar, através do pensamento, a estrutura simbólica que o determina no inconsciente" (Teixeira, 2008, p. 30).

Kehl nos esclarece a inversão feita por Lacan ao se referir à culpa moral, quando o sujeito teria se deixado levar a um caminho que não seja o *seu*, ou seja, "o depressivo da psicanálise sente-se derrotado por ter cedido de um bem muito mais precioso, o caminho singular e intransferível de comunhão com a força inconsciente que o sustenta" (Kehl, 2009, p. 62). Ou, como na citação que Teixeira (2008, p. 27) faz, recuperada da carta de Clarice Lispector à sua irmã Berna: "O que é verdadeiramente amoral é ter desistido de si mesmo".

Desistir e permanecer imobilizado em um gozo, repetitivo, mortífero e limitador da experiência do humano, a pulsão de morte *encarnada em vida*. "Trata-se de uma subtração, de uma carência simbólica, de uma renúncia do sujeito que desiste do desejo em face do gozo" (Skriabine, 2006, p. 3).

O testemunho de Styron parece se *encaixar* neste sujeito cedente de seu desejo quando sua vida se apresenta esvaziada e sem sentido, nos *autorizando* a avançar na hipótese depressiva e simular uma *vinheta clínica*, mesmo sabendo que aquela não o é em absoluto. Um escritor consagrado que, em seu texto autobiográfico sobre seu fenômeno depressivo, apresenta-se imobilizado pela doença e sem o ânimo básico imprescindível à vida.

As drogas como solução

Apesar do texto ser de 1989, contemporâneo ao lançamento do Prozac,[12] que iria "revolucionar" o tratamento medicamentoso dos

---

12 "Prozac é o nome de marca registrada do cloridrato de fluoxetina, um dos antidepressivos mais prescritos do mundo. Foi o primeiro produto de uma grande classe de medicamentos para a depressão chamados inibidores seletivos

sintomas depressivos, o autor, em diversos momentos, já se colocava em busca de uma ferramenta farmacológica às suas questões e sofrimentos. Hoje, vários anos depois e com a farmacologia bem mais desenvolvida, tem sido oferecido um cardápio de *soluções* químicas a essas questões. Não são raros os debates nos meios de comunicação entre leigos e técnicos enaltecendo as maravilhas oferecidas pelo tratamento farmacológico. Um fenômeno no mínimo interessante quando o avanço do desenvolvimento tecnológico dessas drogas, de alguma maneira, em vez de *curar* e frear o aumento dessa patologia, parece ter acelerado a sua disseminação.

O autor, mesmo ainda naqueles tempos quase *pré-Prozac*, questiona e propõe *soluções* químicas às suas questões e sofrimentos. Não cabe aqui, prematuramente, condenar o uso de antidepressivos – em muitos casos clínicos necessários –, mas simplesmente problematizar sua prescrição banalizada na sociedade contemporânea.

Styron recorreu ao tratamento medicamentoso, porém, este não fora capaz de restituir a possibilidade de cura que ele apostara ou pelo menos o apaziguamento de seu sofrimento. Ele mesmo nos diz: "não existe remédio para os estágios mais adiantados da depressão" (Styron, 1991, p. 17). Mais à frente, o excesso de medicação ainda o colocou em risco, bem longe do alívio ansiosamente *desejado*. O longo

---

da recaptação da serotonina – ou SSRIs. A história da droga remonta ao início da década de 1970, quando o papel da serotonina na depressão começou a surgir, de acordo com David T. Wong, KW Perry e FP Bymaster, em seu artigo de setembro de 2005, 'The discovery of fluoxetine hydrochloride (Prozac), publicado na revista *Nature Reviews: Drug Discovery.* Eles acrescentam: 'Esses estudos levaram à descoberta e ao desenvolvimento do inibidor seletivo da recaptação da serotonina, cloridrato de fluoxetina (Prozac; Eli Lilly), que foi aprovado para o tratamento da depressão pelo FDA dos EUA em 1987.'O Prozac foi introduzido, pela primeira vez, no mercado dos Estados Unidos em janeiro de 1988 e ganhou seu status de 'mais prescrito' em dois anos" (disponível em: https://www.greelane.com/pt/humanidades/hist%C3%B3ria--cultura/history--antidepressant-prozac-4079788/. Acesso em: 3 jul. 2019).

sofrimento o levou a cogitar a possibilidade de interromper sua própria vida. A aposta exclusiva na medicação, de algum modo, o afastava ainda mais da singularidade do que estaria no cerne do seu mal-estar. Aqui, citamos Kehl:

> *No entanto, quanto mais aqueles que sofrem depositam exclusivamente nos efeitos dessubjetivantes da medicação sua esperança de cura, mais se afastam da possibilidade de retornar uma via singular de compromisso com o desejo. Quanto mais aderem ao furor sanandi da indústria farmacêutica, que promete a imediata eliminação do mal-estar como se fosse essa a direção da cura (ou o segredo da felicidade), mais ficam sujeitos à acedia, à indolência melancólica do coração. (Kehl, 2009, p. 104)*

Styron coloca: "Como já disse, grande parte da literatura acessível sobre depressão é levianamente otimista, garantindo que quase todos os casos de depressão se estabilizam ou revertem quando se encontra o antidepressivo adequado" (1991, p. 20). O autor, em busca por uma solução química para o seu sofrimento, se distancia de suas próprias questões. Em posição oposta à psicanálise, aquela que convoca o sujeito a falar e, consequentemente, suscita a experiência advinda do saber inconsciente.

Parece mais simples e objetivo desimplicar-se de suas questões e filiá-las a desordens químicas na dinâmica cerebral; e o autor não age de modo diferente. Ter de se haver com sua própria história pode ser doloroso, especialmente a alguém estrangeiro aos campos de batalha, como quem cai antes da queda, sem esperança de conseguir algo em que a derrota parece permanente. Não há vitória merecida àquele que nem comparece ao combate. Mesmo premiado, sente-se uma fraude e vazio de qualquer merecimento – *como posso ter vencido uma batalha a que não compareci?*[13]

Onde se pede velocidade parece impossível pausar

Em tempos atuais, com frequência presenciamos um imperativo sem medida ao gozo do consumo, anestesiado por drogas e ciclos infinitos em redes sociais e séries de TV, com suas repetitivas voltas de uma corrida desenfreada ao *sucesso*. Essa maratona sem linha de chegada muitas vezes pode fazer *despertar* estados depressivos latentes.

Na clínica desses deprimidos, podemos ecoar e conhecer as consequências às exigências desse gozo sem limites. Sujeitos se rotulam impotentes e sem energia para corresponder às supostas demandas que se apresentam como intermináveis. A vulnerabilidade do potencial deprimido pode colocá-lo em uma posição de retraimento subjetivo, na medida em que é derrotado *a priori* na impossibilidade de vitória diante às demandas infinitas do Outro. "O grande Outro como discurso do inconsciente *é um lugar*. É de onde vêm as determinações simbólicas da história do sujeito" (Quinet, 2012, pp. 20-21, grifo nosso).

"A tristeza, os desânimos, as simples manifestações da dor de viver parecem intoleráveis em uma sociedade que aposta na euforia como valor agregado a todos os pequenos bens em oferta no mercado" (Kehl, 2009, p. 31). A autora destaca que vivemos em uma sociedade que valoriza ideais ligados ao imperativo de ser feliz constantemente e

---

13 Seu relato sobre sua experiência depressiva destaca o período de sua viagem a Paris para o recebimento do prestigiado Prêmio Mundial Cino del Duca. Ao longo do seu texto, ele por diversas vezes comenta situações em que se *distancia* da honraria, evitando cerimônias tradicionais ou mesmo *perdendo* o cheque de 25 mil dólares recebido na ocasião.

que a indústria farmacêutica veicula o caminho em que o depressivo precisaria se adaptar a essa *normalidade*.

A psicanálise, por outro lado, se orienta na contramão do discurso da euforia dos bens de mercado, ela não se direciona aos ideais de adaptação, já que o psicanalista trilha um caminho distante das exigências indicadas pela panaceia capitalista. Ao escutar os sujeitos, um a um, nós, psicanalistas, caminhamos à margem do discurso *comum*, abrindo vertentes para o esvaziamento dos ideais de *normalidade* contemporâneos. A falta estrutural, a incompletude da condição do humano, é a via privilegiada na clínica para o caminho rumo a uma posição desejante.

No *caso* testemunhado por Styron, não nos parece coincidência o relato da crise do autor ser despertada justamente em Paris, quando ele se preparava para ser homenageado. Estaria ele pressionado pelo bloqueio criativo em um "entre obras" logo após o estrondoso sucesso do seu último romance, *A escolha de Sofia*, de 1979? Como justificar aos seus leitores *consumidores* um bloqueio criativo no ponto mais alto de sua carreira? De alguma maneira, o autor poderia estar refém de seu próprio sucesso e das cobranças consequentes?[14]

---

14 "Em sua edição de verão de 1985, a revista *Esquire* publicou '*Love Day*', cobrando-o com um trecho de seu romance tão esperado. Meu pai recebeu uma chuva de cartas, de amigos e fãs, a reação imediata e esmagadoramente positiva. O mundo estava em alerta. Bill Styron estava de volta; a grande literatura americana viveria para ver outro dia". Tradução livre de: "*In its 1985 summer reading issue,* Esquire *magazine published* 'Love Day', *billing it as an excerpt from his long-awaited novel. My father was showered with mail, from friends and fans alike, the reaction immediate and overwhelmingly positive. The world had been put on alert. Bill Styron was at it again; great American literature would live to see another day*" (A. Styron, 2011, p. 8). À guisa de curiosidade, depois de *A escolha de Sofia*, Styron não iria voltar a escrever nenhuma outra grande novela.

Por onde anda o pai?

Um escritor que conforme sua biografia vinha de uma família pequena: pai, mãe e filho único. Segundo ele próprio: um filho típico em suas condições, na maioria das vezes egoísta e pouco interessado.[15] Caberia buscarmos na sua história a presença do pai fálico e dominador que teria comprometido suas esperanças infantis? Fomos buscar esses sinais em outros textos ficcionais do autor, mas com claras inspirações autobiográficas, como ele mesmo declarara abertamente.[16] O que encontramos não satisfez uma tentativa de *encaixe* teórico, já que, mesmo no texto do livro em que é contada a história de sua depressão, o pai que ele nos apresenta está longe do tipo autoritário *infalível*.

Seu pai nos é apresentado em sua literatura como alguém oriundo do Sul dos Estados Unidos, região marcada em sua época por uma cultura conservadora e racista. Algo que parece ter marcado profundamente a história do autor, já que não são poucas as referências

---

15 "Eu era o filho único clássico – esnobe, egocêntrico". Tradução livre de: "*I was the classic only child — snotty, self-absorbed*" (Styron, 2010, p. 27).

16 "A primeira coisa que me veio à mente quando comecei a escrever *A Tidewater Morning* foi fazer uma declaração sobre o efeito da morte de minha mãe em mim. Essa foi a força energizante por trás da história. Eu também queria fazer uma declaração sobre meu pai." Tradução livre de: "*The first thing that came into my mind when I began to write* A Tidewater Morning *was to make a statement about the effect on me of the death of my mother. That was the energizing force behind the story. I also wanted to make a statement about my father*" (Cologne--Brookes & Styron, 2009, p. 499).

"Os escritos de ficção e não ficção de Styron baseiam-se fortemente nos eventos de sua vida, incluindo sua educação sulista, a morte de sua mãe por câncer em 1939, sua história familiar de propriedade de escravos e sua experiência como fuzileiro naval dos Estados Unidos." Tradução livre de: "*Styron's fiction and nonfiction writings draw heavily from the events of his life, including his Southern upbringing, his mother's death from cancer in 1939, his family history of slave ownership , and his experience as a United States marine*" (Styron, 2010, p. 143).

raciais na obra de Styron. Sua mãe, ao contrário, tinha vindo do Norte do país e estudado na Europa, mais especificamente em Viena. Ela nos é apresentada como uma mulher culta, cantora e profunda amante da música, tendo marcado a memória do autor com o seu *altar*, instalado sobre o seu piano com bustos de compositores famosos, e com as cenas de suas sessões de cantoria ao piano de clássicos alemães, absolutamente dissonantes da realidade sulista, onde a pequena família residia.[17] Nos conta o autor que sua mãe atraia uma pequena plateia de curiosos entre seus vizinhos com as suas sessões informais de música.[18]

Já o seu pai, por outro lado, tinha uma formação técnica e trabalhava como engenheiro na Marinha dos Estados Unidos na construção de navios de guerra. Um cargo técnico sem grande relevância, mas que, na fantasia de seu filho quando ainda menino, o fazia responsável pela construção daquelas naves que via, junto ao seu pai, em pomposas cerimônias de lançamento ao mar.

O ambiente militar era bastante presente na família paterna, em que a tradição de participar de alguma maneira nos conflitos

17 "Não havia para mim nenhuma iconolatria cafona nos bustos de gesso de Schubert, de Beethoven, de Brahms; se eles fossem os santos que minha mãe adorava, sua presença era manifestamente justificada." Tradução livre de: "*There was to me no corny iconolatry in the plaster busts of Schubert, of Beethoven, of Brahms; if they were the saints my mother worshiped, their presence was manifestly justified*" (Styron, 2010, p. 103).

18 "Poucas pessoas na aldeia ligavam para essa música ou a ouviam seriamente; mesmo assim, ninguém considerava minha mãe estranha ou esquisita e, na verdade, de vez em quando crianças se reuniam ao longo da cerca de nosso quintal, junto com alguns adultos, e a ouviam, batendo palmas quando ela terminava com uma voz suave [...]". Tradução livre de: "*Few people in the village cared for such music or listened to it seriously; even so, no one considered my mother odd or freakish, and in fact once in a while children would gather along the fence of our backyard, along with a few grown-ups, and listen to her, clapping when she finished with mild but real appreciation for these joyous and plaintive tunes [...]*" (Styron, 2010, p. 104).

armados americanos era seguida geração após geração.[19] Seu pai, impossibilitado por questões de saúde, tinha compensado sua *falha* contribuindo tecnicamente na construção de armas bélicas à armada de seu país. Styron, por sua vez, não deixou de seguir essa linhagem tendo sido um fuzileiro naval, quando por pouco não participou diretamente dos combates da Segunda Guerra Mundial. Segundo ele próprio: a Marinha o ensinou o quanto algo pode ser duro.[20]

O pai de nosso autor, diferentemente da figura esperada de um pai dominador e limitante da disputa – hipótese teórica das depressões –, era, pelo contrário, um pai depressivo a ponto de o autor no seu texto vincular os seus sintomas a algo geneticamente herdado. A hipótese de um pai limitador da disputa edípica aparentemente não se confirmaria na história de nosso herói? Talvez. Caminhemos um pouco mais.

Um pai de diversas faces e identificações

Entretanto, o seu pai, além da face depressiva, técnica e de poeta amador, em outros momentos revelava-se uma fera. Um lado omitido (ou *esquecido*) no testemunho de Styron no relato de sua experiência depressiva e até mesmo em outros escritos, porém lembrado por seus

19 "Não consigo deixar de pensar nas gerações – como já disse uma vez, eu acho: todos os ancestrais diretos feridos, mutilados ou mortos em quase todas as guerras que este país travou". Tradução livre de: "*I can't help thinking of the generations — as I once told you, I think: every direct ancestor hurt or mutilated or dead in nearly all the wars this country has fought*" (Styron, 2010, p. 34).

20 "Sobre o serviço militar, meu pai escreveu certa vez: 'Foi uma experiência que eu não gostaria de perder, mesmo que apenas por causa da maneira como testou minha resistência e minha capacidade para a miséria absoluta, física e espiritual.'" Tradução livre de: "*Of military service, my father once wrote, 'It was an experience I would not care to miss, if only because of the way it tested my endurance and my capacity for sheer misery, physical and of the spirit*'" (A. Styron, 2011, p. 2).

parentes mais próximos. O patriarca, apesar de um exterior calmo e amoroso, também se revelava portador de uma raiva explosiva que poderia aparecer sem aviso prévio. Seu *herdeiro* não era diferente, portava consigo essa característica paterna e era conhecido por seus filhos quanto aos seus assustadores ataques de cólera que, de todo modo, deveriam ser evitados. Seriam esses seres erráticos e de humor flutuante inibidores de disputas? A resposta seria talvez.

Pois bem, cabe pensar em mais hipóteses às origens do *caso* em questão. Uma identificação direta ao pai, de alguma maneira, poderia confirmar a afirmação *genética* do filho. É sabido que seu pai é apontado pelos biógrafos de Styron como a sua principal influência; uma novela inspirada na sua história foi muito trabalhada, mas nunca efetivamente terminada.[21] Foi o seu pai que, ainda no início de sua carreira literária, financiou os seus longos anos investidos na escrita do seu primeiro romance, que o revelou como uns dos grandes da sua geração, naquele tempo ainda com 26 anos.[22] Um romance escrito, reescrito e revisto à exaustão que,

---

21 "[...] ele havia trabalhado em um romance vagamente baseado na vida de seu pai, um engenheiro naval cujo caráter singular fez mais do que qualquer outra coisa para moldar o do meu pai. Eu conhecia este livro apenas vagamente, tendo ouvido minha mãe falar sobre ele uma vez e talvez tendo lido algo sobre ele em uma entrevista que meu pai havia dado alguns anos antes. Como sempre, seria um "Grande Livro", sobre as meadas da história conturbada que percorria o Sul dos Estados Unidos, onde ele foi criado. Era sobre Guerra e Raça. E, no fundo, era para ser uma história de amor." Tradução livre de: "[...] *he had worked on a novel loosely based on the life of his father, a marine engineer whose singular character had done more than anything else to mold my father's own. I knew of this book only vaguely, having heard my mother talk about it once and maybe having read something of it in an interview my father had given some years before. As always, it was to be a "Big Book", about the skeins of troubled history running through the American South in which he was raised. It was about War and Race. And, at its heart, it was to be a love story*" (A. Styron, 2011, p. 12).

22 "Em 1952, quando tinha 26 anos, meu pai publicou o seu primeiro romance, *Lie down in darkness*. O livro foi um sucesso imediato e ele logo foi saudado como uma das grandes vozes literárias de sua geração." Tradução livre de: "*In*

conforme as palavras do próprio autor, o deixavam na certeza de ter escrito um bom livro.[23]

Essas identificações iniciavam por seus nomes, levando em consideração que pai e filho compartilhavam o mesmo registro "William", continuavam por meio do caráter depressivo do pai, e se estendiam até a escolha profissional, já que o pai de Styron era um fiel amante das letras, um leitor e escritor amador em intensidade, considerando-se um poeta perdido no mundo da racionalidade técnica. Por essa razão, era associado pelo filho como um homem que estava sempre em seu escritório consumido por suas leituras e escritos.[24] Sua mãe, quando o autor ainda era menino, qualificava o seu filho único, pouco social e demasiadamente concentrado em suas leituras como uma verdadeira réplica de seu pai.

Uma mãe potente esvaziada pela doença

Nos debruçaremos, agora, sobre a figura materna de Styron. A nosso ver, essa mãe talvez possa confirmar uma outra hipótese teórica, a

---

1952, when he was twenty-six, my father published his first novel, Lie Down in Darkness. *The book was an immediate success, and he was soon hailed as one of the great literary voices of his generation*" (A. Styron, 2011, p. 2).

23 "Em uma carta de 24 de janeiro de 1951 para seu pai, Styron diz sobre o seu primeiro romance recém-concluído: 'agora... posso realmente sentir que não apenas escrevi um romance, mas um bom romance, talvez até um romance realmente bom... e espero que dê a algumas pessoas um prazer na proporção inversa da dor que me causou ao escrever'." Tradução livre de: "*In a January 24, 1951, letter to his father, Styron says of his recently completed first novel, 'now... I can truthfully feel that I've not only written a novel, but a good novel, perhaps even a really fine novel... and I hope it gives some people a pleasure in inverse proportion to the pain it's caused me in the writing*'" (Styron, 2010, p. 143).

24 "O garoto revela um interesse especial por seu pai, gostaria de crescer e ser como ele, tomar o lugar dele em todas as situações. Digamos tranquilamente: *ele toma o pai como seu ideal*" (Freud, 1921/2011, p. 60, grifo nosso).

da "mãe *apressada*", aquela que atende às necessidades do seu filho sem abrir espaços às suas elaborações e fantasias; uma mãe que, por sua postura ativa, mas especialmente invasiva, limitaria a construção das projeções daquele sujeito. Conforme proposto por Kehl (2009):

> *O Outro, na origem da vida psíquica de um futuro depressivo, apressa-se para estar sempre presente. Ele atropela a temporalidade psíquica da criança que se torna, em decorrência da pressa do Outro, particularmente lenta e inapetente em sua vida mental. (p. 224)*

Sua mãe é *descrita* nos textos do seu filho como uma mulher questionadora do pai, aparentemente infeliz com o destino do seu casamento, abaixo de suas ambições para a vida. Em um determinado momento, ela interroga o marido sobre o que poderia ter sido de seu destino caso houvesse se casado com um outro pretendente e mantido residência no Norte do país, que, na época, era uma região bem mais progressista que o Sul – origem do seu marido e morada fixa da família Styron.[25] Ela, aparentemente, desejava mais para a sua existência – o que nos aponta para o sentimento de frustração.

Em outro trecho, ela questiona as fantasias do seu filho, que, segundo ela, falava bobagens por má influência de uma literatura

---

25 "Se eu tivesse me casado com Charlie Winslow, tenho certeza de que teríamos viajado para algum lugar pelo menos ocasionalmente. Tenho certeza de que ele teria me levado a Paris, e eu teria visto Viena novamente, talvez até tivesse um vestido Chanel – nada realmente extravagante, você entende, apenas algo que uma mulher gostaria de usar uma vez na vida." Tradução livre de: "*If I'd married Charlie Winslow, I'm certain we'd have traveled somewhere at least occasionally. I'm sure he would have taken me to Paris, and I would have seen Vienna again I might have even had one Chanel gown – nothing really extravagant, you understand, just something that a woman might like to wear once in her lifetime*" (Styron, 2010, p. 109).

de baixa qualidade absorvida pelo menino, influenciado por revistas de "estilos duvidosos" assinadas por seu pai. A crítica ao menino atingia, indiretamente, ao seu pai e à dupla identificada (pai e filho).

Será que esses sinais nos apresentariam a uma mãe intrusiva e que, de alguma maneira, teria inviabilizado os sonhos de seu filho e suas futuras construções imaginárias?[26] Parece estranho construirmos essa hipótese mediante alguém que arquitetou a sua vida e carreira com base em sua habilidade de escrita e imaginação, inventando mundos literários, tornando-se reconhecido e premiado em seu tempo – uma escrita criativa que desde muito cedo foi o seu lugar de expressar em palavras as suas próprias questões.

Posto isso, como explicar a razão pela qual alguém reconhecido e premiado pode se tornar depressivo em razão de uma pobreza imaginária no que tange às próprias questões da vida? Talvez ela estivesse deslocada ao terreno *seguro* de sua criação literária, mas mesmo a escrita, apesar de seu talento, nunca fora, para Styron, um ofício suave. Sua biografia nos indica alguns comentários relevantes, como os de sua filha, que conhecia a lei de não importunar o papai enquanto estava concentrado em seus trabalhos e escritos. Sua produção consumia longos anos e seus livros eram publicados em intervalos de décadas. Mais ainda, como ele mesmo afirmou no texto do seu relato depressivo, o álcool fora o seu companheiro criativo e considerava-se dependente dele para as suas maiores construções. Quando da proibição do seu consumo, logo após o grande sucesso do seu mais famoso romance, filmado e premiado no cinema de Hollywood, *A escolha de Sofia*, de 1979, fica evidente o fato de que unia um bloqueio criativo à ausência do seu estimulante etílico.

---

26 "[...] os depressivos sofrem de um empobrecimento do imaginário, esse registro das representações psíquicas que deveria fornecer um mínimo de confiança na vida, um mínimo de fé nas representações correntes da felicidade" (Kehl, 2009, p. 184).

De algum modo, sua voz estava calada na escrita e mesmo na fala, quando dizia ter pouca potência vocal, comunicando-se por sussurros nos tempos depressivos.[27] Seu fígado debilitado por quarenta anos de consumo álcool desenfreado dera um basta em sua musa criativa e principal parceira de suas angústias reprimidas ou *esquecidas*.

Álcool e escrita seguiam entrelaçados havia anos. Sustentavam e abasteciam um imaginário pouco potente à vida e, talvez, também reprimido pela mãe intrusiva dos seus primeiros anos de vida. No momento em que esse tripé perde a sustentação, o sujeito se desestrutura e cai em depressão. Não há como não os associar, já que, quando o álcool é reprimido, a depressão logo se apresenta e assume o comando – como uma companheira que estivera sempre à espreita, aguardando a sua melhor oportunidade para entrar em cena.

Não nos parece igualmente coincidência que suas piores crises se iniciaram sempre à tarde, parte do seu dia que era originalmente dedicada à escrita. Um trabalho que se tornou cada vez mais difícil até finalmente interromper-se.

Todavia, a sua história ainda traria mais elementos que nos dariam pistas de outros *causadores* de sua posição psíquica. Ele mesmo afirma e justifica no seu texto a hipótese de um luto não realizado em relação à morte prematura de sua mãe, quando ele era ainda um menino de cerca de 13 anos, e *esquecer* parecia ser o único caminho.[28] Não parece coincidência que ele marque o início

---

27 "Lembro-me especialmente do desaparecimento, lamentável e quase total, da minha voz. Seu tom sofreu uma estranha transformação, ficando às vezes muito fraco, chiante e espasmódico – mais tarde, um amigo observou que era a voz de um homem de noventa anos. A libido também fez uma retirada precoce [...]. A perturbação de instintos mais dolorosa foi a do sono, ao lado da ausência completa de sonhos" (Styron, 1991, p. 54).

28 "Eu queria excluir todas as impressões de sua doença – as costas curvadas, a cinta, a bengala – para que minha mente, pelo menos por um momento, pudesse ser preenchida com a ressonância da voz e seu elogio impressionante e rapsódico." Tradução livre de: "*I wanted to shut out all impression of her illness — the stooped*

da sua escrita no mesmo ano em que perde sua mãe – uma aparente tentativa recorrente de sublimar o seu sofrimento por meio da literatura, sentimento que o perseguiu ao longo de toda a vida.[29]

Um evento traumático para alguém que, ainda jovem, presenciara o dia a dia de uma longa batalha de sua mãe contra um câncer de mama, que a acompanhou por vários anos e o apresentou a amargas experiências. Sua mãe, antes altiva e amante das artes e da música, pouco a pouco se tornou uma mulher agonizante, trancada em seu quarto e com um sofrimento ouvido a distância, tingido com os gritos de dores e endossado pela aflição de seu marido na tentativa de aliviá-los. O filho pequeno virou testemunha da lenta transformação do lar daquela pequena família em uma câmara mortuária de sua mãe.

Essas cenas, com certeza, impactaram a criança aterrorizada pela possibilidade iminente de seu próprio abandono, parceiro de todos os dias. Seu pânico e ansiedades se manifestavam mesmo quando uma pequena alteração na arrumação dos objetos de sua casa era capaz de trazer ressonâncias às suas inseguranças. Como se fossem um último refúgio das memórias de outros tempos mais felizes daquele lugar e de sua infância *original*.

Caberia perguntar se a desesperança de sua mãe doente terminal o apresentou a um caminho prematuro da ausência de sentido e uma vida sempre terminada pela certeza da morte, como consta no trecho escrito por Albert Camus em seu livro *O mito de Sísifo*, citado por

---

back, the brace, the cane — so that my mind, for a moment at least, might be filled with the resonance of the voice and its awesome, rhapsodic praise" (Styron, 2010, p. 106).

29 "Acho que devia ter cerca de treze anos. Eu escrevi uma imitação de Conrad, *Typhoon and the Tor Bay*, era chamado, você sabe, um porão de navio fervilhando de *Chinks* malucos. Acho que também tinha tubarões lá. Eu dei o tratamento completo." Tradução livre de: "*I figure I must have been about thirteen. I wrote an imitation Conrad thing, 'Typhoon and the Tor Bay' it was called, you know, a ship's hold swarming with crazy Chinks. I think I had some sharks in there too. I gave it the full treatment*" (Matthiessen & Plimpton, 1954).

Styron em seu relato: "Só existe um problema filosófico sério, o do suicídio. Julgar se a vida vale ou não ser vivida, corresponde à questão fundamental da filosofia"; ficando a pergunta se há sentido em investir numa história que, de antemão, já se conhece como termina.

Outros tempos e lugares

No seu relato biográfico, o autor nos indica seus possíveis caminhos de *recuperação*: a escuta acidental de uma canção que tempos atrás, sua mãe, ainda saudável, cantava em casa; e a internação em uma clínica psiquiátrica.

Por algum motivo, como ele mesmo afirma, a música o lembrou dos tempos felizes na casa materna, tempos anteriores à doença e à morte de sua mãe. A canção abriu espaço para um outro lugar *esquecido*. De alguma maneira, o luto não realizado talvez o tenha deixado imobilizado na cena da casa vazia, morta, quando, então, a música de outrora ouvida acidentalmente teria sido capaz de desviar o seu olhar daquela cena agonizante e sem esperança.[30]

Pois bem, a clínica de internação psiquiátrica lhe serviu como um novo lugar temporário que, apesar de estranho, era essencialmente protegido. Dentro desse ambiente terapêutico, portanto, algumas questões que estavam paralisadas em sua constituição psíquica puderam ser elaboradas – como a ferida desse luto materno que se mantinha aberta, doendo e pulsando. Consonante com a formulação de Lacan (1945/1998) sobre o tempo lógico, que envolve o percurso de uma psicanálise em três tempos, Allouch (2004, p. 350) sugere

30 "[...] A pobreza das formações imaginárias nos depressivos deve-se, em parte, ao recalque da memória de episódios dolorosos, que torna o luto tão impossível quanto interminável. [...] É quando um cheiro familiar, um fragmento de uma canção, uma mudança climática despertam a reminiscência dos mortos queridos [...]" (Kehl, 2009, p. 207).

uma estrutura analítica do luto, num percurso que se inicia pelo "instante de ver" o que haveria de inacabado na vida do ente perdido, o que não houve tempo de se realizar nessa vida, considerando o "tempo para compreender" como o tempo do luto, de elaboração deste, para poder desembocar no "momento de concluir" que a vida foi realizada, e em que ela foi.

Para que o trabalho do luto possa acontecer, é preciso, segundo Allouch (2004, p. 312), dar por concluída a vida do morto em um "ato de sacrifício de um pequeno pedaço de si". Pedaço localizado entre o morto e o enlutado, correspondendo à perda do falo, significante que recobre simbolicamente o objeto do desejo, consistindo no que faltou para quem morreu cumprir em vida, no imaginário do enlutado. Considerando a não realização da vida do morto proporcional ao horror do enlutado, o autor formula um teorema: "Quanto menos tiver vivido, segundo o enlutado, aquele que acaba de morrer, mais sua vida terá, a seus olhos, permanecido uma vida em potencial" e, portanto, "mais assustador será seu luto", exigindo a "convocação do simbólico" (Allouch, 2004, p. 347). Serão justamente essas complicações que abordaremos a seguir.

Uma segunda mãe?

Tempos mais tarde, em ulteriores escritos, possivelmente influenciado pela lembrança restauradora, ele criará ou relembrará em outro texto o momento em que uma empregada de sua casa, negra, em meio às confusões do sofrimento de sua mãe nos seus últimos momentos, o retirara dali e, em suas palavras, recomendara ao pobre menino, testemunha de tanta aflição, que se lembrasse de outros episódios felizes que aquela casa já passou.[31] A funcionária que trabalhava na

---

31 "Tivemos alguns momentos felizes em nossa casa. Tempos tristes, mas também tempos felizes. Você tem que se lembrar dos tempos felizes, bebê." Tradução

residência da família há anos[32] tentava, portanto, amparar o menino quase órfão de mãe.

O próprio autor indica que ela teria atuado como uma mãe substituta à original, sua mãe negra. Vários anos depois, a recomendação daquela segunda mãe, no momento decisivo do quase suicídio de Styron, ecoou em suas lembranças, mesmo que de maneira inconsciente, indicando-o para uma nova possibilidade ao escutar a música que o levava aos "tempos felizes" – "A Rapsódia para Contralto" de Brahms. Abriu-se, então, a esperança de um caminho a seguir, ainda que quase tardia e a custo de muitos anos de não elaboração.

A *mãe* negra cumpriu sua missão e ainda o *acompanhou* por um longo tempo em sua literatura. A questão racial, alvo de discussões domésticas de sua mãe fortemente contrária às posições racistas tão comuns no Sul do país, é retratada em diversas obras, especialmente no livro *As confissões de Nat Turner*, vencedor do Prêmio Pulitzer de 1968. Apesar de premiada, a obra foi duramente questionada por líderes negros da época, que o condenaram quanto a sua pretensão de, sendo um autor branco e sulista, habilitar-se a escrever sobre a história de um herói negro.

Crítica especialmente difícil a quem tinha como *missão* na escrita impactar os seus leitores, como ele mesmo afirmara.[33] Esse episódio

---

livre de: "*We done had some happy times in this house. Sad times but happy times too. You got to remember de happy times, baby*" (Styron, 2010, p. 96).

32 "Ela havia trabalhado para nós como cozinheira e empregada doméstica por sete ou oito anos." Tradução livre de: "*She had worked for us as cook and maid for seven or eight years*" (Styron, 2010, p. 96).

33 "Gavin: Qualquer opinião hoje em dia sobre Nat Turner? William: Sabe, vou ser muito franco com você, como tenho sido. É uma grande dor sentir que escrevi uma obra que, pelos motivos errados, não apenas alienou, mas enfureceu totalmente as pessoas, quando não deveria." Tradução livre de: "*Gavin: Any thoughts nowadays on Nat Turner? William: You know, I'll be quite frank with you, as I have been. It's been a huge pain to have felt that I'd written a work which for the*

o demarcou como um homem branco e o ratificou na sua posição de órfão, frustrando sua tentativa de *filiação* bastarda àquela mãe negra. De alguma maneira, sua *condenação* retorna no seu livro seguinte, *A escolha de Sofia*, de 1979, quando o personagem principal, um escritor branco, sulista e órfão de mãe, é questionado por suas posições racistas, muito embora, inexistentes, mas diretamente associadas a ele simplesmente por sua procedência geográfica.

A casa desesperançada e lar da agonia final de sua mãe é retratada em outro dos seus textos, no qual um menino presencia a discussão de seu pai, revoltado com a doença de sua esposa e com os religiosos sobre a crueldade de Deus que a figura deles ali representava. Ele não existia ou era um Deus atroz por causar tanto sofrimento à sua esposa. Nem mesmo a religião ofereceria um fio de esperança ao pai ou ao filho identificado com o primeiro, indicando que talvez só coubesse a eles a alternativa da *saída* de cena: a antecipação de um destino mortífero já definido. A recomendação de sua babá "guarde os tempos felizes desta casa" de alguma maneira foi tamponada e *esquecida* pelo seu filho postiço, feito órfão mais uma vez por seus *pares*, e não foi efetivada até o último momento, quando, somente nos últimos segundos, o desviou da realização do seu *destino* (o ato suicida).

Pelas palavras

Mesmo *salvo* e ciente da ausência do luto adiado, percebida e registrada pelo próprio autor em sua obra, escrever sobre seu sofrimento não foi capaz de livrá-lo definitivamente do fantasma da depressão. Ela o perseguiu ao longo de toda sua vida, apesar da experiência

---

wrong reasons not only alienated but absolutely enraged people, when it should not have" (Cologne-Brookes & Styron, 2009, p. 508).

apresentada no livro *Perto das trevas*. As marcas adiadas por tanto tempo com o uso da muleta etílica deixaram sulcos profundos e talvez não mais cicatrizáveis.

Não há como saber o que a psicanálise poderia ter feito por ele. Em seu embate com suas questões, ela teve pouco ou nenhum espaço, e a farmacologia médica foi sua principal escolha, quem sabe como herdeira da *solução* etílica *original*.[34] Foram diversos tratamentos com reações de vários tipos, talvez alavancados pelo sucesso do seu livro testemunho em tempo coincidente com descobertas medicamentosas e seus *estímulos* de mercado.

Anos mais tarde, seu filho Thomas Styron também foi vítima de uma depressão profunda, praticamente seguindo a *tradição* da família. No entanto, diferentemente de seu pai, resolveu buscar ajuda por outros caminhos. Optou pela psicoterapia em vez das drogas, como em suas próprias palavras: "No final, o que realmente me ajudou foi muita psicoterapia e tempo".[35] Provavelmente, um anúncio do que a cura pela palavra poderia ter feito por seu pai. Palavra que, mesmo longe da clínica psicanalítica, esteve muito presente em todas as suas obras – uma mensagem clara do que aquele autor queria e precisava falar.

---

34 "Sob efeito da medicação, o sujeito não se indispõe contra si mesmo nem interroga as razões de seu mal-estar: vai pelo caminho mais curto, que consiste em tornar-se objeto do seu remédio" (Kehl, 2009, p. 219).

35 "Alguns anos depois que Styron se recuperou de seu primeiro colapso, seu filho, Thomas, então com cerca de 30 anos, caiu em uma depressão profunda. Ele estava entre a faculdade e a pós-graduação. 'Eu trabalhava para uma organização sem fins lucrativos que ajudava os sem-teto e estava ocupado tentando salvar muitas almas. No final, o que realmente me ajudou foi muita psicoterapia e o tempo', diz ele." Tradução livre de: "*A few years after Styron recovered from his first breakdown, his son, Thomas, then about 30, fell into a deep depression of his own. He was between college and graduate school. 'I was working for a non-profit that helped the homeless, and I was busy trying to save lots of souls. In the end, what really helped me was lots of psychotherapy and time,' he says*" (Kendall, 2019).

O testemunho da sua depressão, como ele afirmou, resgatou uma parte de sua história, aprofundada e expandida em textos posteriores, que transitaram pela guerra, meninos órfãos, mães com doenças terminais e questões raciais; repetidas tentativas de sublimar questões que não tiveram escuta deixaram marcas e uma profunda desesperança – sua companheira por toda a vida.

Por fim, finalizamos este capítulo com a seguinte citação de Styron que, apesar de soar bastante melancólica, demonstra a preocupação legítima do autor com as gerações futuras e com os possíveis desdobramentos do adoecimento depressivo:

> Espero que os leitores de "Perto das Trevas" – passado, presente e futuro – não se sintam desencorajados pela maneira como morri. A batalha que travei contra essa doença vil em 1985 foi bem-sucedida e me trouxe 15 anos de vida feliz, mas a doença finalmente venceu a guerra. Todos devem manter a luta, pois é sempre provável que você *ganhe a batalha e quase com certeza ganhe a guerra. Para todos* vocês, sofredores e não sofredores, eu envio meu amor permanente.[36]
>
> *William Styron, aos 75 anos*

---

36 Tradução livre de: "*I hope that readers of* Darkness Visible' — *past, present and future — will not be discouraged by the manner of my dying. The battle I waged against this vile disease in 1985 was a successful one that brought me 15 years of contented life, but the illness finally won the war. Everyone must keep up the struggle, for it is always likely that you will win the battle and nearly a certainty you will win the war. To all of you, sufferers and non-sufferers alike, I send my abiding love*" (Bailey, 2013). Na sua última crise depressiva, Styron chegou a redigir este texto como uma possível carta de despedida, a ser utilizada no caso de cometer suicídio. Seu livro tinha sido um grande sucesso editorial e havia inspirado a recuperação de pessoas fragilizadas pela depressão, o autor se sentia de alguma maneira *responsável* por elas e temia as possíveis consequências de seu potencial suicídio, daí a sua preocupação (mais uma vez a escrita o salvava?). Styron morreu por complicações de uma pneumonia em novembro de 2006, aos 81 anos.

Referências

Allouch, J. (2004). *A erótica do luto: no tempo da morte seca.* Rio de Janeiro: Companhia de Freud.

Bailey, B. (January 11, 2013). Styron Visible. *The New York Times.*

Berlinck, M. T. & Fédida, P. (2000). A clínica da depressão: questões atuais. *Revista Latinoamericana de Psicopatologia Fundamental, 3*(2), pp. 9-25.

Cologne-Brookes, G. & Styron, W. (2009). Looking back: a conversation with William Styron. *The Mississippi Quarterly, 62*(4), pp. 499-510.

Dias, M. M. (2003). *Caderno do seminário: neurose e depressão.* Campinas: Instituto de Psiquiatria de Campinas.

Freud, S. (1921). Psicologia das massas e análise do Eu. In *Obras completas*, vol. 15 (pp. 13-113). São Paulo: Companhia das Letras, 2011.

Kehl, M. R. (2009). *O tempo e o cão: a atualidade das depressões.* São Paulo: Boitempo.

Kehl, M. R. (2020). *Ressentimento.* São Paulo: Boitempo.

Kendall, J. (14 de abril de 2019). William Styron: his struggles with psychiatry and its pills. *Mad in America.*

Lacan, J. (1945). O tempo lógico e a asserção da certeza antecipada. In *Escritos* (pp. 197-213). Rio de Janeiro: Zahar, 1998.

Lacan, J. (1957). *O seminário, livro 4: a relação de objeto (1956-1957).* Rio de Janeiro: Zahar, 1995.

Lacan, J. (1958). *O Seminário, livro 5: as formações do inconsciente (1957-1958).* Rio de Janeiro: Zahar, 1999.

Lacan, J. (1960). Subversão do sujeito e a dialética do sujeito no incosciente freudiano. In *Escritos* (pp. 807-842). Rio de Janeiro: Zahar, 1998.

Lacan, J. (1960). *Seminário, livro 7: a ética da psicanálise (1959-1960).* Rio de Janeiro: Zahar, 2008.

Lacan, J. (1973). Televisão. In *Outros Escritos* (pp. 508-543). Rio de Janeiro: Zahar, 2003.

Maranhão, B. C. (2015). Do Witz ao gay sçavoir: contribuições à psicologia do humor. *Reverso, 37*(69), pp. 35-44.

Matthiessen, P. & Plimpton, G. (1954). William Styron, the art of fiction. *The Paris Review* (5).

Quinet, A. (2012). *Os outros em Lacan.* Rio de Janeiro: Zahar.

Rodrigues, M. J. (2000). O diagnóstico de depressão. *Psicologia USP, 11*(1), pp. 155-187.

Skriabine, P. (2006). La depresión, ¿felicidad del sujeto? *Virtualia: revista virtual de la escuela de la orientación lacaniana,* (14), pp. 28-32.

Styron, A. (2011). *Reading my father: a memoir.* New York: Scribner.

Styron, W. (1991). *Perto das trevas.* Rio de Janeiro: Rocco.

Styron, W. (2010). *A tidewater morning: three tales from youth.* Open Road Media.

Teixeira, A. M. (2008). Depressão ou lassidão do pensamento? Reflexões sobre o Spinoza de Lacan. *Psicologia Clínica, 20*(1), pp. 27-41.

Algumas palavras finais

Alexandre Patricio de Almeida
Alfredo Naffah Neto

Os cães da depressão
Os cães da depressão latem no quintal
um desses latidos foi tão forte,
num momento vulnerável,
que estourou as correntes.

Com o passar dos anos,
a fina garoa junto a neblina
enferrujou os cadeados –
bastou o último latido
e tudo se desfez.

Os cães então se apossaram da casa
cozinha, sala, quartos,
se instalaram na cama.

Sobre o corpo deitado
fazem peso, imobilizam.

Os cães passam as patas com areia
nos olhos vermelhos e marejados
que não param de lacrimejar.

Os grandes amigos do homem
desumanizaram o corpo adoecido,
prostrado.

Os cães, que outrora latiam bravamente,
hoje são fiéis à desordem que causaram
mensageiros do sintoma,
o acompanham no vazio
e no vazio, de novo, se sente sendo.

Retoma o início:
você não é apenas inquilino,
é proprietário dessa casa.

Qual é o timbre do latido do cachorro?
Onde está a sua voz?

Bianca Martins de Paula, poema escrito
especialmente para este livro.

Sobre as linhagens psicanalíticas e o perigo do dogmatismo

Poderíamos, a princípio, ter construído um livro em que cada autor(a) convidado(a) teria tido a oportunidade de trabalhar com um caso clínico específico atendido a partir de sua determinada abordagem teórica. Não optamos por esse caminho. Aliás, partimos pelo oposto dessa ideia, ou seja, escolhemos um relato autobiográfico e, por esta via, cada psicanalista/pesquisador redigiu as suas interpretações e os seus apontamentos tomando o mesmo texto como base, como um único norte. O resultado foi o mais inesperado possível: múltiplos olhares para um mesmo caso – um dos maiores benefícios da investigação científica, diga-se de passagem.

Isso nos leva a compreender que, atualmente, não podemos mais idealizar *uma* psicanálise, mas, sim, considerar que existem *psicanálises.* Todas essas leituras, muito embora portem consigo um olhar próprio sobre o sujeito e a subjetividade humana, nos servem, simultaneamente, de apoio no estudo da patologia depressiva.

Pois bem, apontemos, então, algumas dessas similaridades e diferenças. Começando por Freud, como não poderia ser diferente. O mestre vienense desdobrará teses bastante originais acerca dos processos psíquicos que atravessam o luto e a melancolia, costurando esses pressupostos com a noção de narcisismo – as identificações narcísicas, propriamente ditas –, quando afirma, principalmente, que nos quadros melancólicos *a sombra do objeto perdido recai sobre o Eu*, deixando-o às mazelas de seu próprio vazio. As hipóteses de Freud ganham ainda mais corpo quando pensamos no seu conceito de pulsão de morte (Freud, 1920/2020) e o quanto ele nos agrega na compreensão das raízes dos adoecimentos depressivos. Freud, sem dúvida, foi o grande precursor do conhecimento que possuímos, ainda hoje, a respeito dessas formas de subjetivação. É como se ele tivesse plantado a semente que deu frutos e que fora também cultivada por outros pensadores tão geniais quanto, capazes de ampliar os confins de seu pensamento.

Vale destacar, porém, que Freud nunca deu forma e sistemática à ideia de uma patologia depressiva propriamente dita, entendida no seu sentido mais amplo e estrutural, tal qual a conceituamos em nossos tempos atuais. O que não significa que seus apontamentos sobre a melancolia (que para ele tinha o caráter de uma psicose) sejam de pouca importância. Tanto é assim que seguem até hoje servindo de fundamentos basais de como a depressão é pensada e conceituada por muitos daqueles que vieram depois.

Melanie Klein, com certeza, foi uma dessas autoras. A grande dama da história da psicanálise foi capaz de reinventar os nossos modos de decifrar o psiquismo, propondo uma compreensão de funcionamento dinâmico que ora oscila na posição esquizoparanoide, ora oscila na posição depressiva. Para tanto, Klein dá um colorido especial à teoria da pulsão (instinto, para os ingleses) de morte de Freud, assinalando que esse mecanismo, desde o nascimento, comporta-se de maneira destrutiva e voraz. Essas ideias ganham uma ênfase em seu trabalho de pesquisa, sobretudo quando a nossa autora constrói suas hipóteses a respeito da noção de *inveja inata do bebê*. No entanto, a pedra angular da teoria kleiniana foi, a nosso ver, a elaboração da teoria da posição depressiva. Por meio dessa concepção, pudemos assimilar a tristeza como algo não patológico, sendo uma acentuada conquista relativa ao alcance da maturidade psíquica humana. A capacidade de se entristecer, chorar as lágrimas do luto, responsabilizar-se por seus instintos e, por conseguinte, ser capaz de lidar com a culpa, consiste em um dos maiores desafios da vida. Toda essa turbulência de emoções é sentida quando perdemos um ente querido, especialmente – e, nesse contexto atual de pandemia, salientar a importância da "digestão" do luto é mais do que urgentemente necessário.

Convém também assinalar que, para conceituar a patologia depressiva (como, aliás, todas as psicopatologias, de modo geral), Melanie Klein vai desenterrar o conceito freudiano de *fixação*, que teve uma grande importância no início do percurso teórico/clínico de Freud, até perder terreno para a noção de recalque. É justamente a ideia de uma fixação da dinâmica psíquica numa das posições (no caso, a posição depressiva), não mais permitindo o balanço equilibrado entre as duas posições, que vai produzir uma rigidez capaz de transformar uma conquista numa patologia.

Wilfred Bion segue a mesma linha kleiniana, desenvolvendo e ampliando brilhantemente as ideais de nossa autora. Apesar de não ter escrito sobre a depressão propriamente dita, Bion é um grande continuador do pensamento de Klein, porém, com o seu estilo e originalidade – principalmente nas suas últimas obras. Esse autor clássico da escola inglesa nos mostra o quanto o processo de *transformações* (função alfa e *reverie*) aliado ao trabalho centrado nas emoções do analista são recursos fundamentais para concebermos uma relação terapêutica.

Pois bem, Freud, Klein e Bion seguem uma mesma linhagem, guiando-se pela tese da pulsão de morte, fundamentalmente – apesar de cada um compreendê-la sob a sua ótica específica. Além disso, a clínica para esses três autores costuma ser feita por meio do manejo-padrão, com sessões de mesma duração (cinquenta minutos) e interpretações pontuais da fantasia inconsciente do paciente.[1] No que tange ao estado depressivo patológico, os três autores também possuem uma certa similaridade no entendimento dessa condição de sofrimento, embora cada um deles carregue em seu pensamento um estilo próprio e singular. O que não nos permite, de modo algum,

---

1 Entretanto, convém lembrar, aqui, que Bion teve uma fase mais decididamente kleiniana e uma guinada no final do seu percurso, no qual passou a postular uma atuação mais intuitiva do analista, que, por uma espécie de sintonia fina com os estados psíquicos do analisando, seria capaz de ter acesso à *realidade última* das suas transformações psíquicas, que ele denominava O. Fala, então, na possibilidade de o analista "tornar-se O". Nessa etapa do seu pensamento, não é que as interpretações deixem de ser usadas como ferramenta-mor da psicanálise, mas elas ganham mais nuances e refinamento do que em sua fase kleiniana. O analista passa mais tempo em silêncio, aguardando um *fato selecionado*, oriundo do material psíquico trazido para a sessão, que organize e dê forma ao conteúdo aparentemente disperso, produzindo então um sentido, que será interpretado.

colocá-los no mesmo "pacote". Fazer isso significaria, justamente, anular essas diferenças que, por sinal, tornam o trabalho psicanalítico tão enredado, pois exigirão do profissional um vasto conhecimento teórico e técnico – o que, mais uma vez, salienta a nossa hipótese de uma formação vitalícia para o psicanalista.

Sándor Ferenczi, ainda que fosse contemporâneo a Freud, concebeu uma outra maneira de praticar a sua clínica, guiando-se pela *ética do cuidado* e pelo *estilo empático*. O analista húngaro, especializado em *casos difíceis* – como ele próprio fazia questão de se nomear –, ficou conhecido como o *enfant terrible* da psicanálise por ser um espírito inquieto, questionador e, sobretudo, um cientista clínico. Ferenczi pagou um preço alto por sua ousadia. Por anos ficou esquecido no campo psicanalítico, tendo a sua reputação difamada pelas mentiras do invejoso Ernest Jones – outro discípulo de Freud, menos genial, obviamente, e que fora responsável por espalhar muitos boatos maldosos a respeito da pessoa de Ferenczi, na tentativa desesperada de ofuscar as suas ideias.

Ferenczi, também, apesar de não ter escritos específicos sobre a depressão, contribui de maneira inequívoca para repensá-la, ao postular, pela primeira vez na psicanálise, a importância fundamental do acolhimento e adaptação do ambiente humano à criança, já que, até então, o que se postulava era o contrário: uma adaptação da criança ao ambiente. Também foi o primeiro a salientar a necessidade da *regressão terapêutica* como mecanismo de cura nas análises, especialmente no campo dos casos difíceis.

Ao falarmos sobre o recalcamento cultural que caiu sobre a obra de Ferenczi, adentramos um ponto importante de nossa discussão: a questão política que cruza as fronteiras do pensamento psicanalítico, limitando, muitas vezes, a ação investigativa do analista em formação. Esse tema não escapou do desdobramento de alguns teóricos renomados de nossa ciência; Winnicott foi um deles. Em uma carta redigida a Melanie Klein – que fora a sua supervisora clínica por seis anos –, o autor escreve:

> *Cara Melanie,*
>
> *[...] A primeira coisa que tenho a dizer é que percebo como é irritante quando quero colocar em minhas próprias palavras algo que se desenvolve a partir da minha própria evolução e da minha experiência analítica. Isso é irritante porque suponho que todo mundo quer fazer a mesma coisa, e numa sociedade científica um de nossos objetivos é encontrar uma linguagem comum.* Essa linguagem, porém, deve ser mantida viva, já que não há nada pior que uma linguagem morta. *(Winnicott, 1952/1990, p. 42, grifo nosso)*

Winnicott questiona a linguagem canônica, cujas exigências de cientificidade e de eficiência comunicativa tendem a aprisionar os analistas em um encapsulamento narcísico de difícil saída. Muitos colegas de nossa área, nesse âmbito, utilizam a teoria como uma forma de escudo protetor, dificultando a sua própria compreensão do fenômeno psíquico que se manifesta no *setting*, em razão de suas crenças teóricas – que beiram o ridículo do fanatismo. Isso nada mais revela do que uma servidão submissa. Criatividade e indagações são abandonadas em prol de uma necessidade (quase doentia) de sustentar a existência de uma "linguagem comum", equiparada a uma linguagem morta. Winnicott afirma justamente o contrário: a necessidade de a linguagem ser reinventada perante a necessidade exclusiva de cada paciente – um olhar singular que só a psicanálise propõe, pois o sintoma é o tônus existencial do nosso ser. O autor britânico demonstra uma preocupação real com os rumos da psicanálise na Inglaterra, estendendo mais ainda o seu desabafo endereçado a Klein:

> *Pessoalmente, acho que é muito importante que seu trabalho seja reafirmado por pessoas que façam descobertas à sua própria maneira e que apresentem o que descobrem na sua própria linguagem. É apenas desse modo que a linguagem será mantida viva. Se você estipular que no futuro apenas sua linguagem seja usada para a afirmação das descobertas de outras pessoas, então a linguagem se torna uma linguagem morta, como já se tornou na Sociedade. Você ficaria surpresa com os gemidos e os suspiros que acompanham todas as reafirmações dos clichês sobre o objeto interno vindos daqueles que passarei a* designar como kleinianos. Seus enunciados próprios, é claro, encontram-se numa categoria inteiramente diferente, já que se trata do seu trabalho pessoal, e todos apreciam que você tenha seu próprio modo de expressá-lo. *(Winnicott, 1952/1990, p. 43, grifo nosso)*

A clínica com pacientes depressivos exige reinvenções. Redescobrir e reformular algumas teses têm o sentido de problematizar, refletir, impedindo que a teoria (e a prática vinculada a ela) se transforme numa doutrina encerrada em si mesma. A inelutável identificação com um autor, com a sua teoria, com o seu grupo e comunidade deveria ser um meio, e não um fim. Essa foi uma das prioridades que seguimos quando selecionamos os autores e autoras deste livro: a importância de não ser um "iano", por mais que se tenha um percurso expressivo no estudo da obra específica de um determinado pensador clássico da psicanálise. A propósito, como já fora mencionado em nossa introdução, a ideia que originou este livro nasceu no interior da universidade – um espaço propício para trocas e questionamentos. Portanto, conceber a psicanálise como uma ciência estática, que não se indaga e provoca, seria menosprezar grande parte do pensamento científico.

Cada capítulo desta obra que o leitor agora tem em mãos porta uma visão específica que foi sendo costurada, cautelosamente, a partir da análise do caso relatado por William Styron em seu livro *Perto das trevas* (1991). Para tanto, cada autor e autora se valeu das construções obtidas por meio de seu *próprio* percurso clínico e acadêmico, tecendo uma visão própria, a partir do referencial básico que abarca as origens do arcabouço psicanalítico. Afinal, como bem nos disse Winnicott, não há inovação sem partirmos da tradição.

> *Um sistema doutrinário, entretanto, não mobiliza novos pontos de vista. Ele se vale da fragilidade do sujeito – "do estado sensível" transferencial – e o seduz oferecendo-lhe uma via segura, estabelecida, que, no entanto, desvia da possibilidade de empreender um percurso original. (Meyer, 2008, p. 160)*

Caminhando com Meyer, podemos pressupor, então, que o fracasso do tratamento se dá num contexto em que não cabe mais nenhuma declaração, consideração ou apontamentos feitos em termos pessoais. Explicamos melhor: *quando lemos um autor, carregamos a nossa visão daquele determinado autor.* Precisamos promover uma espécie de diálogo imaginário com as suas teses, colocando-as em xeque ou reafirmando-as por meio de nossas experiências. Qualquer teoria que necessite ser introduzida no campo clínico forçadamente para ser validada perde o valor de cientificidade, já que não é o jargão que sustenta um saber, mas, sim, a circulação deste saber, aliada ao toque de autenticidade. É exatamente neste nervo exposto que toca Winnicott em sua carta a Klein. Ele não desvaloriza as suas ideias e teorias; ao contrário, as valoriza, principalmente quando são erigidas por ela, em primeira pessoa, e não por seus seguidores que repetiam suas formulações como papagaios sem rumo. A mesma fatalidade, hoje, pode acontecer com as teses de Freud, Ferenczi, Bion, Lacan e até do próprio Winnicott. A propósito, será Lacan quem falará, numa conferência na Venezuela, em 1980, a seguinte provocação: "Eu sou freudiano, vocês, se quiserem, sejam lacanianos!"; demarcando, deste modo, ser impossível a um psicanalista lacaniano não ser simultaneamente freudiano. Aliás, evitemos os "ianos". Pensamos que é necessário a todo e qualquer psicanalista mais ou menos preparado saber muito a respeito de diversos autores. É isso que demanda a escuta clínica e, por conseguinte, a pesquisa – lembrando que, na nossa área, esses dois campos caminham lado a lado.

Aliás, por falar em Lacan, é da vertente lacaniana que surge a concepção de patologia depressiva mais *singular* e *diferente* de todas as outras aqui trazidas, já que está toda centrada no enfrentamento do conflito edipiano, seguindo, assim, o cânone freudiano que postula o complexo de Édipo como conceito central da psicanálise. Em oposição à concepção winnicottiana da patologia depressiva – que é, por definição, pré-edipiana – e à concepção kleiniana – toda centrada na ideia de fixação na posição depressiva –, a concepção lacaniana ganha especificidade e contornos próprios, ao resgatar os avatares da dinâmica edipiana.

Mas vamos retomar o tema anteriormente abordado, a respeito do dogmatismo em psicanálise e seus percalços. Com relação a isso, o próprio Styron (1991) relata, com sarcasmo, a sua experiência com um terapeuta que, aparentemente, parecia estar bastante apegado aos seus dogmas teóricos. Numa passagem de *Perto das trevas*, ele descreve o contato com esse profissional que conheceu enquanto estivera internado no hospital psiquiátrico. Vejamos:

> *[...] Mas a terapia de grupo não me ajudou em nada a não ser me deixar furioso, talvez porque era dirigida por um odioso e jovem psiquiatra, dono da verdade, com uma barba escura em forma de espada (*der junge

> Freud?) *que, enquanto tentava fazer que revelássemos as sementes das nossas misérias, alternava a condescendência com a provocação e ocasionalmente reduzia um ou dois pacientes, tão desamparados com seus quimonos e rolinhos nos cabelos, a uma crise de choro que para ele era extremamente satisfatória. (p. 80)*

Evidentemente, tentar encarnar um estereótipo de Freud – como ocorreu com o psiquiatra de Styron – decerto não ajudou o nosso paciente em nada. Entretanto, colocar as suas teorias em movimento, fazendo girar a engrenagem da clínica, pode ser uma estratégia eficaz de compreensão da magnitude do sofrimento psíquico – seja ele qual for. E, nesse sentido, quanto mais nos equipamos de conhecimento para encarar as angústias do desconhecido, mais estaremos preparados para sustentar as inquietações do *não saber* (*nosso e do paciente*). Uma escuta autêntica, empática, implicada e verdadeira se faz da dialética entre a sustentação do nosso desejo de curar e a necessidade desenfreada de impor esse anseio diante da fragilidade de nossos pacientes. O sujeito que chega até nós buscando ajuda merece não apenas um lugar que legitime a sua existência, e aqui não mencionamos, propositalmente, nem sequer a extinção do sintoma (muito embora ela possa ser desejada), mas a capacidade do analista de poder apresentar o sujeito para ele mesmo – um esboço metafórico do renascimento da vida que a clínica psicanalítica nos brinda a cada encontro, quando bem-feito, é claro! Seguimos, então, com Meyer:

> *Quando em sua carta Winnicott descreve a existência de um sistema "baseado na defesa da posição conquistada pelo trabalhador original", ele mostra que aí o alvo da identificação são as qualidades externas do objeto e não os seus aspectos intrínsecos, que o levaram a atingir tal posição. Para que a pessoa a ser "formada" não desenvolva*

> *um falso* self*, é necessário não só que ela disponha da máxima liberdade e criatividade possíveis, mas também que o analista balize o processo oferecendo-se como pele integradora, como um modelo coordenador e não como um modelo de saber. Assim, para Winnicott, os seguidores de Melanie Klein, ao tentarem manter a posição, estariam visando a garantia de se tornarem analistas como ela, clones de sua prática. É por isso que cultivam o bulbo querendo transformá-lo naquela flor, já disposta como engrama[2] na semente. (Meyer, 2008, p. 164)*

Em outras palavras, valendo-se do arsenal teórico kleiniano, o que Winnicott propõe a Melanie é que ela adote, na transmissão de suas teorias e no trabalho de formação de seus alunos, uma postura ancorada na posição depressiva em oposição à esquizoparanoide, que estaria em vigência no campo de estudos da Sociedade Britânica de Psicanálise. O fracasso da formação e da prática psicanalítica reside, ademais, na alienação do analista, especialmente quando a sua atuação clínica nega o que seu discurso afirma (e vice-versa). Há um choque de saber *versus* prática, no qual a clínica sempre deve se fazer soberana e, quando o faz, denuncia a incompetência do analista.

É exatamente esse lado da psicanálise que tentamos mostrar ao longo de nosso livro. Nada impede que tenhamos o nosso teórico central de referência. Trata-se de uma espécie de afinidade maior com essa ou aquela perspectiva teórica, uma afinidade que vem da própria prática clínica, por assim dizer. Mas isso não contraria o fato de que existem várias formas psicanalíticas de enxergar o mesmo fenômeno, e elas de modo algum se anulam umas às outras, sendo

---

2 O engrama é um traço definitivamente provocado na psique por uma experiência física. Na fisiologia, trata-se de uma marca definitiva e permanente, impressa em um tecido nervoso por um estímulo muito forte de causa externa.

impossível avaliar, inclusive, se umas são melhores ou piores do que as suas rivais. Impossível na medida em que a prática tem mostrado que existem psicanalistas medíocres e grandes psicanalistas em todas as vertentes da psicanálise, muito embora algumas abordagens possam ser mais profícuas do que outras em função da patologia em questão.

Essas perspectivas diversas são janelas que abrem possibilidades de enxergar a mesma paisagem por diferentes ângulos. Esse olhar, contudo, não se sobrepõe ou se amontoa; igualmente enriquece a percepção de detalhes que antes passavam desapercebidos, ancorados em pressupostos diversos, que constituem o ponto de partida de cada uma das teorias.[3] Também nos fazem avaliar que nossas escolhas teóricas implicam sempre – como, aliás, quaisquer escolhas – em ganhos e perdas. Mas saber escolher e arcar com os custos da escolha não é sinônimo de maturidade psíquica?

No estudo da patologia depressiva e de seus avatares, nada mais precioso do que uma visão guiada pelo diálogo sempre aberto entre as diferentes perspectivas psicanalíticas promovendo aproximações e afastamentos, aqui e acolá, nos orientando sobre a difícil (às vezes impossível) escolha,[4] diante das curvas tortuosas que constituem a

---

3 O estudo comparativo das diferentes teorias e clínicas psicanalíticas na universidade tem mostrado que as diferenças entre elas advêm, em grande parte, dos pressupostos que constituem seus pontos de partida. Por exemplo: trabalhar ou não com o segundo dualismo pulsional freudiano: pulsão de vida/pulsão de morte cria paisagens extremamente diferentes quando se pensa num recém-nascido. Para os kleinianos, por exemplo, é um ser cindido pelas lutas entre o poder agregador e desagregador de Eros e Tânatos; para os winnicottianos, apenas um ser imaturo, com um potencial a ser desenvolvido graças a um suporte ambiental. E esses pressupostos, como pontos de partida, somente podem ser referendados filosoficamente, já que pressupõem questões como continuidade *versus* ruptura na passagem entre natureza e cultura, apenas para citar um exemplo.

4 Muitos psicanalistas fracassam nessa escolha por dificuldade de enfrentar as perdas que ela impõe e contentam-se com uma postura eclética, que, muitas vezes, junta recortes de conceitos de uma teoria com recortes de outra, sem qualquer afinidade com a primeira, produzindo um hibridismo desenfreado e

trajetória dessa complexa clínica. O banquete está posto, podemos nos servir!

A pressa, a delicadeza do instante e a depressão

Nuvens

Para descrever as nuvens
eu necessitaria ser muito rápida –
numa fração de segundo
deixam de ser estas, tornam-se outras.

É o próprio delas
não se repetir nunca
nas formas, matizes, poses e composição.

Sem o peso de nenhuma lembrança
flutuam sem esforço sobre os fatos.

Elas lá podem ser testemunhas de alguma coisa –
logo se dispersam para todos os lados.

Comparada com as nuvens
a vida parece muito sólida,
quase perene, praticamente eterna.
[...]

Wislawa Szymborska, 2011, p. 103.

---

teoricamente impreciso. Assim, muitas vezes vemos recortes teóricos kleinianos (ou bionianos) – fundamentados na noção de pulsão de morte – reunidos com recortes winnicottianos – que operam exteriores a essa mesma noção. Ora, como teorias e clínicas com fundamentos tão diferentes podem ser reunidas sem que se perca o fundamento central de cada uma delas, aquilo justamente que lhes dá rigor conceitual e prático?

Um poema tem o poder de promover uma experiência estética e sensorial. Estética, pois se volta para a reflexão da beleza e do fenômeno artístico de modo geral; sensorial, pois provoca e desperta experiências naquele que lê ou escuta determinado gênero textual. É impossível, portanto, dissociar o poema da literatura, arte que tem a palavra como matéria-prima – tal como a psicanálise, chamada de *talking cure* por Bertha Pappenheim (Anna O.). Enquanto essa *experiência de fascinação* perdura, diminui-se o distanciamento que existe entre sujeito e objeto. Explicamos melhor: ao sermos tocados por uma poesia, uma música, um filme ou uma obra de arte, passamos a ficar, de alguma maneira, fusionados a eles. É como se encarnássemos uma espécie antropomórfica de *nuvem-homem*, retirando-se de uma realidade duramente sólida, flutuando sem esforço sobre os fatos. A respeito dessa experiência de fascinação, citamos Santaella:

> *Fascinação é um substantivo derivado da ação verbal de fascinar. Alguns sinônimos mais próximos ou um pouco mais distantes, mas que podem ainda ser tomados como sinônimos são: impregnação, estimulação, atração, excitação, empolgação, inspiração, animação, instigação, gratificação, sedução, provocação, possessão. (Santaella, 2019, p. 23)*

A fascinação é um efeito sobre um sujeito que resulta da ação de algo que deslumbra, impressiona, encanta, enfeitiça, eletrifica, inflama, delicia, emociona, preenche, entusiasma, afeta, alegra, encoraja.

> *[...] A constelação semântica, na qual os sentidos possíveis da palavra se espraiam, é um bom indicador da dificuldade de se lidar com uma definição precisa de seu significado. (Santaella, 2019, p. 23)*

Diante disso, parece-nos, então, que o sujeito depressivo apresenta uma diminuição de seu *fascínio* pela vida. Provocada, talvez, pela morte de um ente querido ou pela perda de uma posição ou ideal – como bem nos disse Freud (1917 [1915]/2016). O fato é que a vida se torna mórbida, sombria, vazia de sentido e de brilho. É como se o feitiço que nos move a seguir os desafios cotidianos fosse, repentinamente, desfeito e, assim, ficamos sem rumo, fadados a vagar num labirinto sem destino, onde a maior companhia são os fantasmas de nossa voz interna, muitas vezes encorpados pela sensação de culpa.

Discorrer sobre o tema da depressão não é uma tarefa fácil. Sabemos que ela pode ter múltiplas causas e sentidos, dependendo da abordagem que a interpretamos – e, aqui, não falamos só da psicanálise, mas da psiquiatria, da psicologia, da neurociência etc. Nesse sentido, quando procuramos defini-la, por meio da ótica de seis perspectivas psicanalíticas, buscamos oferecer diferentes modos de observação de um estado subjetivo (por vezes, patológico) que causa tanto sofrimento e desperta múltiplas interrogações.

A partir dessas explicações, como já mencionamos, podemos, sim, ter como causa central da depressão o fato de um luto não elaborado. No entanto, dentro do cenário capitalista e neoliberal que estamos vivenciando nos nossos dias atuais, é possível pensar o quanto o indivíduo da contemporaneidade está perdendo a capacidade de se permitir *fascinar*. Romantizaram tanto a cultura exaustiva que, quando paramos para descansar ou nos permitimos notar as sutilezas do mundo, somos tomados por um sentimento de culpa e procrastinação. Estamos sempre sem tempo, na pressa, na correria, na busca incessante de reconhecimento e sucesso. As redes sociais representam um verdadeiro discurso imperativo voltado à felicidade e ao bem-estar (ao gozo, sobretudo). A busca por seguidores, por *likes* e *views*[5] tem tornado o espaço da arte cada

5 Ver Almeida & Naffah Neto (2019).

vez mais longínquo e, por conseguinte, passamos a cultivar uma vida empobrecida simbolicamente de experiências estéticas e sensoriais.

Nesse meio, a diversidade, obviamente, não é tolerada; o preconceito mostra-se da sua forma mais cruel e desvelada. Concomitantemente a isso, os nossos museus ardem em chamas, por conta do descaso do Estado e, apesar disso, a comoção pública é mínima – o mesmo ocorre com as nossas florestas e áreas de vegetação preservadas. O importante é postar a foto com o *look do dia* e receber uma chuva de comentários – é esse movimento que engrandece o Eu e nos afasta do outro, na medida em que nos afundamos no precipício formado por aplausos imaginários. Neste cenário, no qual supostamente predomina um discurso de igualdade, a maior igualdade é a própria reprodução narcísica do Eu ou um ideal comum a ser alcançado – falamos de harmonização facial, inclusive, em que tal processo de *harmonizar* seria *nivelar* todo mundo pelo padrão considerado esteticamente aceito, extinguindo as diferenças da singularidade. Não seria o singular, afinal, o que portamos de mais belo em nossa essência humana? A experiência de fascinação exige, nesse sentido, as instabilidades que compõem e sustentam a matriz que edifica a nossa singularidade, pois cada indivíduo é tocado naquilo que tange a sua própria existência e, por isso, a arte (e seus derivados) se faz tão especial.

O homem pós-moderno engendrado na doutrina individualista foi habitando cada vez mais um universo único, despido de laços com a tradição, com a cultura e com o outro (seu semelhante, por incrível que pareça!). Na perspectiva filosófica e política do individualismo, o indivíduo é concebido como fim, e não como um processo de individuação. A forma "indivíduo" como modo de subjetivação dominante separa indivíduo e mundo, produzindo um modo de existência marcado pelo isolamento, pela clivagem das sensações em relação ao pensamento, do afeto em relação ao racional. O indivíduo define-se por sua radical separação da natureza e, com isso, encontra-se exilado num mundo que ultrapassa e ao qual ele reage pelo impulso de domínio e controle – surgindo a intolerância pela diferença. Essa vida separada do mundo, única e esplendorosa de senhor da natureza, da cultura e da ordem, tem como corolário a solidão – mais profunda e extrema.

Neste ponto do nosso texto, tentaremos costurar as ideias que apresentamos até agora: a noção de fascinação; a cultura neoliberal; e o individualismo como forma de subjetivação.

Pois bem, o que ocorre hoje é que grande parte das pessoas não está (ou se sente) feliz. A depressão, sem dúvida alguma, é o adoecimento do nosso século e tenderá a se estender, provavelmente, por muitas décadas, acometendo inúmeras vítimas entre nós. O sujeito da atualidade, muito embora não tenha se dado conta, porta consigo um estilo de vida irremediavelmente pobre. Não nos referimos ao contexto de precariedade econômica que assola o nosso país e outras partes do mundo – apesar dessa questão ser extremamente relevante, pois o desemprego, a sensação de inutilidade, uma vida miserável, sem quaisquer condições mínimas de dignidade, também são fatores que favorecem o surgimento do estado depressivo –, aludimos, aqui, a uma significativa pobreza da alma. Estamos falando, portanto, de um sujeito que frequenta museus e parques, vai a concertos e a exposições, que lê muitos livros, que escuta uma ampla variedade de músicas e ao qual, em suma, não falta nada na vida; porém, mesmo assim, esse sujeito chega a nossa clínica queixando-se de um buraco interior; um buraco que o absorve e o aliena de si próprio, da sua condição *desejante* – como bem nos disse Lacan. Esse sujeito quer tudo e não quer nada, aliás, não sabe o que quer decididamente e padece por essa falta de certezas. Essa fenda existencial se inicia no psiquismo e transcende o corpo, fuzila o sujeito, que se sente imobilizado e caindo em um poço sem fim.

O indivíduo moderno opera, portanto, a partir da criação de fronteiras fixas que o separam do mundo (compreendido como tudo que não é eu) e que devem permanecer intactas para que a consciência e a racionalização sejam soberanas. O homem da atualidade é funcional e, com essa funcionalidade guiada pela filosofia da produção, perde-se o brilho e a argúcia da fascinação. O preço que se paga por essas fronteiras é o fosso que se acentua e abafa as percepções afetivas, sensoriais e estéticas, impedindo que a imaginação e a criatividade nutram os elementos mais singelos da vida – desde uma leve brisa do ar até a riqueza do canto dos pássaros.

Ao construir essas fronteiras, o sujeito depressivo também impõe barreiras para si mesmo, encerrando-se em suas próprias mazelas. Para manter o seu isolamento, para manter-se indivíduo, é preciso renunciar às dimensões do sensível que ligam cada um ao que nos ultrapassa, e nos conecta igualmente com as experiências da vida.

Nada mais maravilhoso do que poder apreciar a imensidão de nós mesmos, mas, para isso, é necessário que tenhamos desenvolvido a nossa capacidade de estar só; aquela que Winnicott nos ensinou em 1958, que, por sua vez, está relacionada a *estar só na presença de alguém*; produto do fato de termos sido bem cuidados inicialmente ao ponto de *introjetarmos* essas memórias em nosso psiquismo como lembranças afáveis – capazes de suscitar a nossa segurança, nas ocasiões em que tudo parece perder o sentido. Citamos Winnicott:

> *A capacidade de ficar só depende da existência de um objeto bom na realidade psíquica do indivíduo. [...] A relação do indivíduo com este objeto interno, junto com a confiança com relação às relações internas, lhe dá autossuficiência para viver, de modo que ele ou ela fica temporariamente capaz de descansar contente mesmo na ausência de objetos ou estímulos externos.* Maturidade e capacidade de ficar só significam que o indivíduo teve oportunidade através da maternidade suficientemente

> boa de construir uma crença num ambiente benigno. *Essa crença se constrói através da repetição de gratificação instintivas satisfatórias. (Winnicott, 1958/1983, p. 34, grifo nosso)*

Portanto, para desligar-se dessa dimensão individual que beira a solidão patológica – gênese de muitas depressões –, o indivíduo precisa submeter-se a uma ligação com o outro, com o mundo, com a natureza e, principalmente, consigo próprio, resgatando vivências que despertem a vida quando a morte parece ser a única solução. No mundo neoliberal, já não há mais espaço para a sustentação dessa existência, dessa forma de subjetivação, pois estar só virou sinônimo de fraqueza e vulnerabilidade. Quando, finalmente, aprenderemos a ser como as nuvens que, *sem o peso de nenhuma lembrança, flutuam sem esforço sobre os fatos*?

O indivíduo se vê diante de um paradoxo: os privilégios da liberdade de uma vida privada e, quiçá, sem limites *versus* o poder de decisão autônomo que surge agora como uma utopia, num mundo cada vez mais compartilhado à revelia – pois sua demanda é sempre terceirizada. Esse indivíduo tem horror às misturas, às contaminações, ao contato com as diferenças, porém, teme, do mesmo modo, as variabilidades da solidão, que o acorrentam numa masmorra existencial de difícil saída – por isso, assistimos à ascensão das redes sociais e das fugas maníacas, como o consumo elevado de álcool, drogas ilícitas e psicotrópicos, à guisa de exemplificação. Estar só consigo mesmo é uma tarefa impossível ao sujeito que, simultaneamente, menospreza o contato com a diversidade. Caminhemos com Reis (2017):

> *O indivíduo contemporâneo, na medida em que se constitui como sujeito isolado e único responsável por suas*

> *ações, não tem como se nutrir de conselhos, pois para recebê-los,* é preciso uma narrativa de si, assim como a abertura à transmissão de uma experiência compartilhada. *Para Benjamin, a assimilação da experiência do narrador dá-se em um estado de distensão que se torna cada vez mais raro. O tédio seria o ponto máximo de distensão psíquica, estado de abertura para compartilhar uma existência comum. "O tédio é o pássaro do sonho que choca os ovos da experiência" (Benjamim, 1936, p. 204). O modo de subjetivação que se constituiu como indivíduo contemporâneo enfrenta algo da ordem do traumático, na medida em que não encontra ressonância no mundo, algo como uma sintonia afetiva que o tédio é entendido como depressão que deve ser rapidamente sanada. (Reis, 2017, p. 181, grifo nosso)*

Essa narrativa de si, de algum modo, é realizada por William Styron ao compartilhar detalhes de sua vivência com a depressão no livro *Perto das trevas* (1991). Por mais que não tenha passado por um processo analítico, Styron teve a coragem (e a ousadia) de narrar a sua história para si mesmo e para o público, ao contá-la por meio de um registro autobiográfico. Ele nos brinda com a experiência estética e sensorial de acompanhá-lo nos entraves de seu combate pessoal com o inimigo depressivo. Um relato emocionante, poético e, sobretudo, *fascinante*. Nos permitimos, assim, o *fascínio* para com a história de William, nos identificamos com as suas dores; o acompanhamos nos declives de sua jornada, que, muito embora mostre-se bastante angustiante, nos fornece um contorno de um testemunho vivo de quem sobreviveu às agonias de uma depressão. Styron alcança a sua essência individual, mas não aquela egoísta; ao contrário, aquela generosa, baseada no sentimento genuíno de gratidão. O livro de William é um verdadeiro ato de gratidão, pois nos enche de fascínio e dá forma ao não dito.

Posto isso, podemos novamente voltar ao tema da importância de nos autorizarmos ser tocados pelo poder de uma obra de arte – seja ela literária, pitoresca, musical etc.; de acolhermos a experiência de fascinação, não só nessas situações específicas, mas na vida de maneira mais ampla e generalizada. Para tanto, precisamos, certamente, desenvolver a nossa capacidade de ficar só, paradoxalmente, na presença de alguém e, nesse âmbito, nada mais significativo e belo do que a imersão em uma leitura ou qualquer outro item que componha a esfera artística. Com William, por exemplo, foi a vivência de escutar uma passagem da "Rapsódia para Contralto" de Brahms. "O som, como toda música – como todos os prazeres – ao qual eu estava indiferente há meses, atingiu meu coração como uma adaga [...]" (Styron, 1991, p. 71).

Que possamos, então, subverter a ordem neoliberal capitalista desenvolvendo, aos poucos, aptidão para apreciar os pequenos detalhes da vida. Aqui, não nos referimos a um grau de erudição que beira o nível de uma ópera de Brahms, mas a simplicidade presente no riso das crianças, no cheiro da chuva, no banho de rio, na leitura de um pequeno poema, na escuta de uma música infantil, ou, mais precisamente, em uma terapia psicanalítica que, por sinal, segue na via oposta da era da pressa, da racionalização dos sentimentos, da individuação narcísica, pois, ao compartilhar as vozes de nossas incertezas, saímos do lugar de verdade, despimos as nossas vaidades e, especialmente, assinalamos um lugar de existência que, *grosso modo*, assegura a nossa capacidade de ser e se deixar fascinar! Esses recursos, a nosso ver, são os maiores artifícios que possuímos para lutarmos contra o gigante da depressão.

Referências

Almeida, A. P. & Naffah Neto, A. (2019). O sentimento de solidão na contemporaneidade: revisitando Melanie Klein. *Psicologia Revista, 28*(2), pp. 421-442.

Freud, S. (1917 [1915]). Luto e melancolia. In *Obras incompletas de Sigmund Freud – Neurose, psicose, perversão.* Belo Horizonte: Autêntica, 2016.

Freud, S. (1920). *Obras incompletas de Sigmund Freud – Além do princípio do prazer.* Belo Horizonte: Autêntica, 2020.

Meyer, L. (2008). *Rumor na escuta: ensaios de psicanálise.* São Paulo: Editora 34.

Reis, E. S. (2017). Individualismo, trauma e criação. In E. S. Reis & J. Gondar. *Com Ferenczi: clínica, subjetivação, política.* Rio de Janeiro: 7 Letras.

Santaella, L. (2019). Estética da fascinação. In *DAT Journal, 4*(3), pp. 22-36.

Styron, W. (1991). *Perto das trevas.* Rio de Janeiro: Rocco.

Szymborska,W. (2011). *Poemas.* São Paulo: Companhia das Letras.

Winnicott, D. W. (1952). *O gesto espontâneo.* São Paulo: Editora WMF Martins Fontes, 1990.

Winnicott, D. W. (1958). A capacidade para estar só. In *O ambiente e os processos de maturação: estudos sobre a teoria do desenvolvimento emocional.* Porto Alegre: Artmed, 1983.

Sobre os autores

Organizadores

Alexandre Patricio de Almeida

Psicanalista. Mestre e doutorando pelo Programa de Estudos Pós-Graduados em Psicologia Clínica da Pontifícia Universidade Católica de São Paulo (PUC-SP). Professor universitário em cursos de graduação e pós-graduação. Membro do Laboratório Interinstitucional de Estudos da Intersubjetividade e Psicanálise Contemporânea (LipSic) da PUC-SP e da Universidade de São Paulo (USP). Autor de artigos científicos e dos livros *Psicanálise e educação escolar: contribuições de Melanie Klein* (Zagodoni, 2018) e *Intervenção psicanalítica na escola* (Zagodoni, 2020). Organizador do livro *A pesquisa em psicanálise na universidade: um enfoque no método por meio de exemplos* (EDUC, 2020). Pesquisador CNPq. Proprietário da conta @alexandrepatricio no Instagram, em que compartilha diversos conteúdos sobre psicanálise, cultura e sociedade. Curador do podcast *Psicanálise de boteco*, que, no ano de 2021, manteve-se entre os 100 mais ouvidos do país no Spotify.

Alfredo Naffah Neto

Psicanalista. Mestre em Filosofia pela Universidade de São Paulo (USP), doutor em Psicologia Clínica pela Pontifícia Universidade Católica de São Paulo (PUC-SP). Professor titular da PUC-SP no Programa de Estudos Pós-Graduados em Psicologia Clínica, núcleo Método Psicanalítico e Formações da Cultura. Autor de diversos livros e artigos sobre psicanálise. Atualmente, realiza um estudo comparativo entre as diferentes linhagens psicanalíticas, focado na articulação entre a teoria e a clínica de cada uma delas; relações entre psicanálise e música (ópera e música popular, principalmente), como articulações entre a vida e a obra de artistas importantes (cantores, músicos, compositores), comparações entre a escuta musical e a escuta psicanalítica etc. Também é professor e supervisor do Instituto Brasileiro de Psicanálise Winnicottiana (IBPW) e da International Winnicott Association (IWA), colaborando atualmente na formação de psicanalistas chineses.

Autores dos capítulos

Claudio Castelo Filho

Membro efetivo e analista didata da Sociedade Brasileira de Psicanálise de São Paulo. Editor da *Revista Brasileira de Psicanálise* (desde janeiro de 2021). Psicólogo pela Universidade de São Paulo (USP), mestre em Psicologia Clínica pela Pontifícia Universidade Católica de São Paulo (PUC-SP), doutor em Psicologia Social e livre-docente em Psicologia Clínica pela USP. *Full member* da International Psychoanalytical Association (IPA). Autor dos livros *O processo criativo: transformação e ruptura* (2ª ed. Blucher, 2015), *A psicanálise do vir a ser* (Blucher, 2020), autor e organizador do livro *Sobre o feminino* (Blucher, 2018), e de artigos em periódicos e capítulos de livros publicados no Brasil, Itália e Estados Unidos. É também artista plástico, pintor e desenhista, com exposições e publicações no Brasil, na Alemanha e no Reino Unido (Instagram: @claudiocastelofilhopinturas).

Marcos Paim Caldas Fonteles

Psicanalista. Mestre pelo Programa de Estudos Pós-Graduados em Psicologia Clínica da Pontifícia Universidade Católica de São Paulo (PUC-SP) e fundador do @_o_atelie_ (no Instagram). Pesquisador independente sobre psicanálise, sociedade, tecnologia e sustentabilidade. Autor do livro: *Inútil necessário: precisamos de arte agora?!* (Zagodoni, 2020).

Paula Regina Peron

Psicóloga pela Pontifícia Universidade Católica de São Paulo (PUC-SP) e psicanalista pelo Sedes Sapientiae. Doutora em Psicologia Clínica pela PUC-SP, professora do curso de Psicologia na mesma instituição. Coorganizadora do livro *Sujeitos da psicanálise: Freud, Ferenczi, Klein, Lacan, Winnicott e Bion – diálogos teóricos e clínicos* (Escuta, 2018) e dos livros *Debates clínicos*, vol. 1 e vol. 2 (Blucher, 2019 e 2021). Possui capítulos nos livros *Freud e o patriarcado* (Hedra, 2020) e *Atendimento psicanalítico da depressão* (Zagodoni, 2020).

Rosângela de Faria Correia

Psicanalista. Mestre e doutoranda pelo Programa de Estudos Pós-Graduados em Psicologia Clínica da Pontifícia Universidade Católica de São Paulo (PUC-SP). Membro do Laboratório Interinstitucional de Estudos da Intersubjetividade e Psicanálise Contemporânea (LIPSIC) da PUC-SP e da Universidade de São Paulo (USP). Atuou em Centro de Atenção Psicossocial Infantojuvenil (CAPSi) por quinze anos com atendimento de crianças, adolescentes e familiares. Pesquisa, atualmente, as configurações do espectro autista a partir das contribuições da linhagem lacaniana.

Impressão e Acabamento
Bartiragráfica
(011) 4393-2911